L'ALCOOL ET L'ALCOOLISME

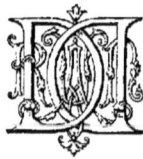

CHARTRES — IMPRIMERIE DURAND, RUE FULBERT

L'ALCOOL ET L'ALCOOLISME

NOTIONS GÉNÉRALES

TOXICOLOGIE ET PHYSIOLOGIE — PATHOLOGIE

THÉRAPEUTIQUE — PROPHYLAXIE

PAR LES DOCTEURS

H. TRIBOULET
Médecin des Hôpitaux.

Félix MATHIEU
Médecin des Bureaux de Bienfaisance

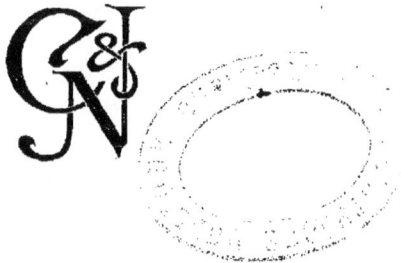

PARIS

Georges CARRÉ et C. NAUD, Éditeurs

3, RUE RACINE, 3

———

1900

AVANT-PROPOS

Ce livre n'a d'autre prétention que d'être un compendium à l'usage des gens instruits qu'intéresse la question, brûlante pour tous, de l'alcoolisme.

Les auteurs ont donné quelque relief à certains côtés du sujet négligés ailleurs, tels que l'histoire de l'alcool, la fabrication des boissons alcooliques dans ses rapports avec l'intoxication, la toxicologie, la physiologie générale.

Ils ont autant que possible évité les raisons de sentiment, les opinions tendancieuses appuyées sur des statistiques sujettes à caution et les controverses de tout ordre, celle d'ordre extra-médical, en particulier, pour ne s'attacher qu'aux faits.

Il leur eût été facile d'étendre la partie médicale; mais ils ont cru devoir se limiter. C'est ainsi que tout ce qui concerne les rapports de l'alcoolisme avec la pathologie mentale a été réservé, cela devant faire l'objet d'un travail à part. Toutefois, certains chapitres de l'exposé pathologique ont été présentés avec assez de détails pour que le lecteur désireux d'approfondir pût se passer du secours des traités spéciaux.

Puisse cet ouvrage être un guide de quelque utilité à ceux qui veulent pratiquer et prêcher la tempérance en connaissance de cause!

L'ALCOOL ET L'ALCOOLISME

CHAPITRE PREMIER

NOTIONS GÉNÉRALES

§ I. — *Les Alcools.*

HISTOIRE DU MOT ALCOOL. — DÉFINITION DES ALCOOLS
DITS D'ALIMENTATION

Jusqu'au début de ce siècle, le terme *alcool* servit
à désigner le produit de la distillation du vin, produit
complexe, ainsi que nous le montrerons plus loin.
Depuis, les chimistes ont étendu cette appellation à
toute une famille de corps organiques définis, dont la
propriété fondamentale, la *fonction* chimique, est de
s'unir aux acides pour former de véritables sels, les
éthers salins. On dit : la *famille des alcools,* les *alcools.*

Dans le langage courant, lorsqu'on parle de l'alcool
sans ajouter aucun qualificatif, on entend nommer
l'alcool éthylique ou vinique, le second membre de la
famille alcoolique. Cet alcool est celui que nos pères
extrayaient du vin, à l'état impur ; c'est celui que les
industriels modernes tirent des jus sucrés de toute
nature ; c'est enfin celui qui constitue en quelque sorte
le substratum des boissons alcooliques usuelles.

L'histoire de ce nom patronymique d'alcool est un
peu du domaine de l'hygiène rétrospective. Nous la

retracerons donc brièvement en mettant à contribution les savantes recherches de M. Berthelot (*La chimie au moyen âge*, 1893).

Le mot alcool, alcohol des vieux textes, vient de l'arabe : *al*, le ; *Kohol*, Kohl, Kuhul, toute substance à l'état finement pulvérulent, par le fait du broyage ou de la sublimation (1).

Jusqu'au xiiiᵉ siècle, ce vocable s'est appliqué à toutes les poudres impalpables : « Les pierres, les bois, les terres et quelques autres parties d'animaux, dit Moïse Charas (1618-1698) sont réduits en poudre fine qu'on nomme alkohol. »

On l'appliquait encore aux liquides représentant la quintessence des corps : « Alkohol est purior substantia rei, segregata ab impuritate sua. Sic *alkohol vini* est aqua ardens rectificata et mundissima. » (Ruland.)

Le sulfure d'antimoine, pour donner un dernier exemple, porta en Europe, jusqu'aux temps modernes, le nom d'alkohol, et il l'a gardé en Orient, où les femmes l'emploient pour se noircir les cils et les sourcils (kohl).

Au xiiiᵉ siècle et même au xivᵉ siècle, M. Berthelot n'a trouvé aucun auteur qui appliquât le terme d'alcool au produit de la distillation du vin. Le mot *esprit de vin* ou esprit-ardent, quoique plus ancien, n'était pas non plus connu au xiiiᵉ siècle, car on réservait à cette époque le nom d'*esprit* aux substances volatiles qui attaquent les métaux.

Quant à l'expression *eau-de-vie*, elle était aux xiiiᵉ et xivᵉ siècles synonyme d'élixir de longue vie, et lorsque Arnaud de Villeneuve (1238-1314) l'employa, le premier, croit-on, pour désigner un liquide spiritueux issu de la distillation du vin, c'était moins « comme

---

(1) Suivant Hœfer (*Histoire de la chimie*), le terme arabe originel signifierait : *quelque chose qui brûle*, et dériverait d'un verbe chaldéen exprimant l'action de se consumer.

nom spécifique que pour marquer l'assimilation qu'il faisait de ce produit avec l'élixir de longue-vie ».

C'est, en réalité, sous le nom d'*eau ardente* (ou inflammable), également donné à l'essence de térébenthine, que l'alcool est apparu dans l'histoire.

A dater de Boerhave (1668-1738) l'esprit de vin porte seul la dénomination d'alcool, du moins jusqu'au moment où on lui découvrit des congénères. Cette époque fut celle des remarquables travaux de J.-B. Dumas et de Peligot (1834) sur les familles et les fonctions en chimie organique et sur la fonction alcool en particulier.

Dans l'immense famille chimique qu'ils fondèrent, l'esprit de bois (alcool méthylique) se rangea le premier auprès de l'esprit de vin (alcool éthylique). Puis vinrent les alcools cétylique, amylique, mélissique, cérotique, œnanthylique, caprylique, butylique, propylique, la glycérine, etc.

On peut réduire à cinq le nombre des alcools contenus en quantité notable et physiologiquement active dans les boissons fermentées ou distillées, et que pour cette raison nous appellerons *alcools alimentaires*.

	FORMULE	POINT D'ÉBULLITION
Alcool méthylique *normal* (1). . .	CH^3OH	66°
— éthylique.	C^2H^5OH	78 4
— propylique *normal*. . . .	C^3H^7OH	97
— (butylique *normal*.. . . .	C^4H^9OH	117
— (*iso*butylique (2).	»	108
— (amylique *normal*.. . . .	$C^5H^{11}OH$	137
— (*iso*amylique (3).	»	129-130°

Ces alcools appartiennent à la série monovalente $C^nH^{2n}+2O$ (4).

---

(1) (2) (3) (4) Pour la définition des alcools normaux et des isoalcools, voir les traités de chimie générale.

On voit par ce tableau que le degré d'ébullition des alcools croît avec leur richesse en carbone.

Leur consistance augmente dans le même sens, si bien que les alcools à plus de six atomes de carbone ne sont plus liquides, mais sirupeux et même solides.

La solubilité suit une marche inverse : l'alcool amylique est déjà peu soluble dans l'eau.

L'alcool méthylique (μέθυ, vin ; ὕλη, bois) mérite une mention spéciale. Alors que ses homologues supérieurs sont issus de la fermentation des sucres, il n'existe, lui, normalement, dans aucune des boissons alcooliques. Il prend naissance dans la distillation du bois (Robert Boyle, 1626-1691). S'il occupe une place parmi les alcools alimentaires, c'est qu'il entre par fraude dans les boissons spiritueuses, et que même, en certains pays — l'Irlande, par exemple — il est consommé en nature.

Il existe dans les boissons distillées et fermentées d'autres alcools que les précédents. Ce sont les alcools caproïque, heptylique, octylique, etc. Mais la proportion en est si infime (un cent millième dans les eaux-de-vie, d'après M. Riche) que nous les passerons sous silence.

On rencontre encore dans les boissons alcooliques des alcools *polyvalents* (1) : le seul à retenir est la glycérine. C'est un liquide sirupeux qui se forme constamment dans la fermentation des moûts sucrés, mais qui n'est pas assez volatil pour que les boissons distillées en contiennent. C'est pour cette dernière raison que nous le plaçons à part. Le vin, d'après Pasteur, en renferme de 5 à 7 grammes, et la bière, environ 2 grammes par litre.

Quant aux dérivés des alcools (aldéhydes, éthers) on aura l'occasion de les étudier en meilleure place au chapitre de la toxicologie.

----

(1) Voir pour la définition de ce mot les traités de chimie.

§ II. — *Boissons alcooliques.*

Ces boissons sont caractérisées par ce fait qu'elles doivent la plupart de leurs propriétés physiologiques à la présence de l'alcool éthylique et aussi d'une faible quantité d'alcools supérieurs (1). On les divise en *fermentées* et *distillées.*

Parmi les premières, les unes proviennent de moûts ou jus sucrés artificiels et fermentés par *ensemencement* de levures : elles ont pour type la bière. Les autres sont de simples jus de fruits (jus naturels) fermentés *spontanément,* c'est-à-dire sous l'action des levures préexistant dans le moût : tels sont les vins, le cidre, etc. Le titre alcoolique de ces boissons ne saurait dépasser 15 à 16 pour 100, car les levures n'agissent plus, lorsque l'alcool atteint cette proportion dans les jus en fermentation.

Les boissons distillées sont obtenues en concentrant, en déshydratant les boissons et en général les liquides alcooliques fermentés, à l'aide d'appareils spéciaux, et elles titrent en moyenne de 30 à 60 pour 100 d'alcool. Elles pourraient atteindre un degré plus élevé de concentration, puisqu'une distillation suffisamment poussée peut faire disparaître les dernières traces d'eau dans un liquide alcoolique ; mais la consommation n'en serait guère possible à cause de l'action corrosive qu'elles acquerraient sur les muqueuses buccale et stomacale.

---

(1) En chimie, on appelle *supérieurs* les alcools, renfermant plus d'atomes de carbone que l'alcool éthylique (C^3... ; C^4..., etc.)

BOISSONS FERMENTÉES

Les boissons fermentées apparaissent dès l'origine de l'histoire. Les premières connues furent le vin, l'hydromel et la bière.

Dans la suite, leur nombre s'est accru à l'infini, car on a mis successivement en œuvre, dans le but d'en tirer des breuvages enivrants, tous les végétaux amylacés ou sucrés. Aussi faut-il renoncer à établir la liste complète des boissons alcooliques fermentées actuellement consommées dans les différentes parties du globe (1). Nous n'étudierons que celles dont on fait un usage courant chez les peuples civilisés : la bière, le vin, le cidre.

Bières. — Les anciens Grecs connaissaient la bière, à laquelle ils donnaient le nom de vin d'orge. Ils en avaient emprunté la recette aux Égyptiens : Germains et Celtes en faisaient également usage, de même que les Romains, qui lui gardèrent son nom celte : *cerevisia,* cervoise.

La matière première des bières est toujours la fécule des graminées : fécule de l'avoine (bière de Louvain), fécule de riz (Inde, Chine), fécule de maïs (États-Unis, Amérique du Sud) et surtout fécule de l'orge (bière proprement dite).

Toute bière est composée de trois parties essentielles : l'alcool, l'acide carbonique et l'extrait.

L'extrait, dont la proportion oscille entre 2 et 14 pour 100, est constitué par du glucose, du maltose, des dextrines, des matières albuminoïdes, des acides, de la glycérine, des substances minérales (alcalis, chaux, acide phosphorique, fer, etc.)

---

(1) V. TAQUET. Les boissons dans le monde entier. Paris, 1889.

L'acide carbonique, très abondant, descend rarement au-dessous de 0,20 pour 100 en poids.

Quant à l'alcool, et c'est là pour nous l'élément le plus intéressant, la proportion en varie dans les limites indiquées par le tableau suivant :

BIÈRES D'EXPORTATION ET DE CONSERVE
(d'après MM. Garnier et Girard, etc.)

ORIGINE	O/O MOYEN EN ALCOOL	ORIGINE	O/O MOYEN EN ALCOOL
Strasbourg	4,7	Nuremberg. . . .	4,6
Gruber bockale. . .	6,2	Munich	4,3
Hatt Espérance. . .	5,0	Vienne..	3,5
Tantonville. . . .	6,0	Pilsen.	3,7
Maxéville.	5,3	Ale.	5,8 à 7,3
Comète . : . . .	5,8	Porter.	5,2 à 4,7
Gallia.	5,5	Pale ale.	6,5
Peters.	6,4	Extra Stout. . . .	9,0
Lyon.	5,5	Lambick.	6,2
Méditerranée. . . .	5,8	Faro.	4,9

BIÈRES DE DÉBIT

Bière légère (Nancy).	2,86	Bière poméranienne..	2,2
— saxonne.. . .	1,9	— Vienne. . . .	2,7
— bavaroise. . .	1,1	— Bohême . . .	2,4

La fabrication de la bière nous arrêtera quelques instants, car elle édifiera le lecteur sur le processus général des fermentations alcooliques, dont il est indispensable de posséder la notion lorsqu'on veut faire de l'hygiène des boissons une étude raisonnée. Cette fabrication comporte la série d'opérations suivantes : le maltage, le touraillage, le brassage et enfin la fermentation.

Le maltage des grains a pour but de développer la petite quantité d'amylase ou diastase (ferment soluble), qui préexiste dans leurs tissus, en provoquant leur germination artificielle. L'orge destinée au maltage est humectée par un séjour de 24 à 60 heures dans des cuvesmouilloires pleines d'eau pure. On la laisse ensuite égoutter, puis on l'étend en couches minces dans les germoirs, sous-sols dallés et voûtés où n'arrive qu'une faible lumière et où l'on maintient une température de 20 à 30°. Afin de répartir également l'air, la chaleur et la lumière, afin encore d'empêcher l'enchevêtrement des radicelles des embryons, on remue fréquemment le grain à la pelle (pelletage). Lorsque, au bout d'une huitaine de jours, la tigelle, croissant à l'abri des enveloppes du grain, a atteint une certaine longueur, on arrête la germination.

La fabrication dite allemande interrompt la végétation de l'orge dès que la tigelle a acquis un tiers de la longueur du grain ; il ne s'est alors produit qu'une petite quantité d'amylase, si bien que, lors du brassage, une forte proportion de dextrine échappera à la saccharification. La bière sera riche en extrait, moelleuse au goût, mais peu alcoolique (bières douces). A-t-on poussé plus loin la germination ? la diastase s'est abondamment développée et pourra saccharifier presque toute la dextrine. Ultérieurement, les levures trouveront donc plus de sucre à transformer en alcool, et la bière ainsi obtenue (procédé anglais) sera d'un goût plus sec, moins riche en extrait et plus spiritueuse (bières fortes).

La deuxième opération, le touraillage, a précisément pour objet d'interrompre la fermentation. Pour ce faire, on commence par refroidir l'orge dans de vastes pièces, largement ventilées ; puis on la dessèche dans une étuve, la touraille, dont on élève la température progressivement, afin de ne pas transformer en empois la pulpe humide du grain.

Lorsque le grain, fréquemment pelleté, est resté sur les planchers en toile métallique de la touraille durant une vingtaine d'heures, à une température de 50-60°, lorsqu'il s'est ainsi bien desséché, on le crible, afin d'enlever les radicelles et les poussières. Ainsi préparé, le grain porte le nom de *malt*. Pour l'employer, on le broie grossièrement.

Certains brasseurs, à la fin du touraillage, portent rapidement la température à 100° ou plus, de façon à torréfier la surface du grain : la bière que fournit ce procédé est foncée et d'un goût particulier (bière brune).

Vient ensuite le brassage. Le malt est placé dans de grandes cuves (cuves-matières) qu'un diaphragme percé de trous et situé à quelques centimètres du fond partage horizontalement en deux parties. Ce diaphragme, sur lequel est étendu le malt, servira de filtre. Le brassage proprement dit commence alors. Il se fait par *infusion*, ou par *décoction*.

La méthode par infusion, exclusivement employée en Angleterre et par les petits industriels belges et français, consiste à mêler au malt, en agitant, en *brassant,* son poids d'eau chauffée à 40-50° : c'est ce qu'on appelle « faire la salade ». Après avoir laissé reposer cette pâte pendant un quart d'heure, on ajoute de nouvelle eau à 90° (environ deux fois le poids du grain), de façon à obtenir une température moyenne de 60-65°. Nouveau brassage durant une demi-heure et nouveau repos ; enfin, soutirage du liquide de trempe. On peut faire avec le même malt plusieurs trempes successives, qu'on mêle.

Une dernière trempe donnera la *petite bière*. Il reste alors dans la cuve une sorte de pulpe, la *drèche,* qui sert à l'alimentation du bétail.

La méthode par décoction a remplacé la précédente en Allemagne, en Autriche et dans nos grandes brasseries de l'Est, de Paris, de Lyon. Elle est plus compliquée, comme on va le voir.

Dans ce procédé, le malt est empâté à l'eau froide (20 à 25 kilogrammes d'eau par hectolitre de malt) et fortement brassé. On fait ensuite arriver assez d'eau bouillante, pour porter le mélange à 30° ; on brasse encore, puis l'on soutire un tiers environ du liquide, que l'on fait bouillir durant trois quarts d'heure.

Cette trempe est reversée dans la cuve. On répète l'opération plusieurs fois — quatre fois, en moyenne — de façon à obtenir dans la cuve-matière des températures successives de 3o, 4o, 6o et 72° La dernière trempe est abandonnée une heure à elle-même et finalement soutirée.

Il existe une méthode mixte, la méthode lilloise, qui procède à la fois de l'infusion et de la décoction.

Durant le brassage, quelle que soit la méthode employée, l'amidon du grain subit en présence de l'eau chaude et sous l'action de l'amylase, une série de transformations. Il est d'abord solubilisé (amidon soluble); puis il se change en un mélange de dextrines et de maltose (saccharification principale); enfin, les dextrines elles-mêmes, sont converties en maltose fermentescible (saccharification ultérieure).

Lorsque le moût, obtenu soit par infusion, soit par décoction, a été soutiré, on le porte rapidement à l'ébullition, afin de détruire la diastase et de conserver au liquide une composition fixe. Pendant l'ébullition, qui dure de 3 à 4 heures, on ajoute une certaine quantité de houblon (1) et l'on couvre la chaudière pour concentrer l'arome. Le principe odorant des cônes de houblon est une substance jaune et granuleuse, le lupulin, fixée à la base des bractées qui composent ces cônes; c'est un mélange de diverses huiles essentielles et de résines.

Le houblonnage n'a pas seulement pour résultat de communiquer à la bière une saveur *sui generis*. Il produit une sorte de collage (action du tanin des cônes sur les albuminoïdes du moût) et une véritable clarification; de plus, il assure la conservation des bières, grâce au pouvoir antiseptique des huiles essentielles cédées par le lupulin.

_____

(1) 3 à 4oo grammes par hectolitre dans les bières façon allemande; 1 kilogramme dans les bières anglaises.

Une fois houblonné et filtré, le moût est refroidi, aussi rapidement que possible, dans des bacs en métal larges et peu profonds, où on le laisse séjourner de 6 à 7 heures.

Une énergique ventilation permet au liquide de s'imprégner d'oxygène. L'effet de l'aération est multiple : elle colore le moût ; elle en modifie la saveur en oxydant certains éléments organiques. D'autre part, l'oxygène ainsi absorbé permettra aux levures de la fermentation d'agir rapidement et vigoureusement, de transformer le sucre en alcool avant que les fermentations secondaires aient envahi le liquide.

On procède alors à l'ensemencement, qui est le temps le plus délicat de la fabrication des bières. Le moût refroidi et aéré est envoyé dans les cuves de fermentation, où on l'ensemence avec des levures jeunes et bien aérées, obtenues aujourd'hui industriellement d'après la méthode Pasteur.

Suivant le pays, on emploie la levure *haute* ou la levure *basse* ; mais c'est toujours dans les établissements où l'on opère par infusion ou par le procédé lillois que l'on emploie la première ; et dans ceux où l'on travaille par décoction que l'on se sert de la seconde.

Il nous faut ici donner une brève description des levures et de leurs propriétés physiologiques, dont la plus intéressante à notre point de vue est leur action spéciale sur les sucres.

On trouvera leur histoire complète dans les ouvrages de Bourquelot (*Les Fermentations*), de L. Garnier (*Ferments et Fermentations*), de Guichard (*microbiologie du distillateur*), de Duclaux (*Traité de Microbiologie,* t. III, 1900), où sont présentés les travaux de Pasteur, Béchamp, Rees, Mayer, Hansen, Marx, Schützenberger, Nœgeli, Duclaux, Laurent, Lindet, H. Büchner, etc., etc.

Les levures, découvertes par Leuwenhœk en 1680, sont des champignons thécaphores, sans mycélium vrai, se présentant sous la forme de cellules, d'aspect variable suivant l'espèce, composées d'un protoplasma et d'une enveloppe hyaline de cellulose. Elles se reproduisent, en général, par bourgeonnement et, exceptionnellement, par sporulation interne (transformation de la cellule normale en thèque).

Leur diamètre varie de 4 à 15 μ. On en compte environ 2 milliards dans un centimètre cube.

Les levures exigent pour prospérer un milieu suffisamment riche en matières minérales et azotées ; mais, d'autre part, elles ne peuvent se développer en l'absence d'aliments hydro-carbonés. Seuls, les hydrates de carbone *sucrés* sont aptes à sustenter les cellules. Sans sucre, la vie de la levure continue un certain temps, devient languissante, puis cesse ; en même temps, la reproduction par bourgeonnement a fait place à la sporulation.

Tous les sucres ne sont pas également propres à nourrir des levures. Ceux qui remplissent cette condition sont d'abord les glucoses ($C^6H^{12}O^6$) (glucose-dextrose ou sucre de raisin ; glucose-lévulose ou fructose ; galactose ou lactose transformé par les acides). Viennent ensuite les saccharoses ($C^{12}H^{22}O^{11}$) ou glucoses condensés (saccharose vraie ou sucre de canne et de betteraves ; maltose ou sucre dérivé de l'amidon modifié par les diastases, etc.). Le saccharose-lactose ou sucre de lait résiste aux levures.

La cellule de levure transforme la molécule sucrée ; elle la dédouble suivant la formule Lavoisier-Gay-Lussac (modifiée par Pasteur), dont voici l'expression pondérale :

100 parties de saccharose (ou 105,36 de glucose) se transforment en :

Alcool.	51,11
Acide carbonique.	49,42
Acide succinique.	0,67
Glycérine.	3,16
Cellulose, matières grasses et extractives (incorporées par la cellule).	1,00
	105,36

Tout comme les plantes et les animaux, la cellule-levure ne s'assimile les saccharoses qu'après les avoir hydratés et transformés en sucre *interverti*, mélange à parties égales de dextrose et de levulose. Cette hydra-tation est l'œuvre d'un ferment soluble, d'une diastase, l'*invertine*, sécrétée par la cellule (1).

Toutefois, d'après Mœrcker, le maltose serait direc-tement fermentescible.

Les levures rentrent presque toutes dans le genre *saccharomyces*, dont les principales espèces sont :

1° Le *S. cerevisiæ* ou *levure de bière proprement dite*. C'est l'agent ordinaire de la fermentation dite *basse*. Il produit, dès la température de 1 à 2°, une fermentation lente, durant de une à plusieurs semaines ; et, signe caractéristique, ses colonies restent au fond du liquide sans être soulevées par l'acide carbonique dégagé. La levure *haute*, qui pour certains auteurs ne serait qu'une variété du *S. cerevisiæ*, a des cellules plus volumineuses, à bourgeonnement plus rapide ; elle ne se développe que de 16 à 20°, et monte à la surface des liquides.

2° Le *S. apiculatus*, qu'est très répandu sur les fruits et qui n'intervertit pas le sucre ordinaire.

3° Le *S. ellipsoïdeus*, ferment principal du jus de raisin ;

4° Le *S. Pastorianus*, qui se développe aussi dans le moût de raisin, mais seulement après le précédent.

Les diverses autres espèces connues n'ont pour nous qu'un intérêt secondaire, car elles ne font pas partie des ferments normaux des boissons usuelles.

On rencontre encore, dans les moûts en fermentation, des champignons inférieurs appartenant à la classe des moisissures et à celle des bactéries. Certains d'entre eux sont aptes à fabriquer de l'alcool, mais la plupart

---

(1) D'après H. Büchner (1898), ce serait encore à l'aide d'une zymase, que la levure transformerait en alcool la molécule sucrée.

interviennent surtout pour vicier le processus de la fermentation ou en altérer les produits. Il faut leur attribuer une bonne partie des impuretés des flegmes et des boissons fermentées, ainsi que les maladies de ces dernières.

Les levures ont une activité d'autant plus grande qu'elles sont plus largement aérées. Elles meurent à 66° dans un milieu humide. Elles ne peuvent agir dans un milieu contenant plus de 15 pour 100 d'alcool.

Lorsqu'elles ont épuisé toutes les matières nutritives du liquide qui les héberge, elles maigrissent et se déforment, réduites qu'elles sont à vivre aux dépens de leur propre substance (cellulose et matière grasse): c'est ce qu'on appelle *l'autophagie* des levures.

Les bières fortes ou bières *hautes* (bières anglaises et belges), celles auxquelles nous avons vu s'appliquer le procédé par infusion après germination prolongée, sont ensemencées avec de la levure haute, ferment qui agit à température relativement élevée, en produisant une fermentation tumultueuse et rapide. Les sucres sont ainsi presque totalement transformés en alcool et la bière est par conséquent fortement spiritueuse, presque autant parfois que le vin.

Les bières douces ou *basses* (bières allemandes), dérivées d'un moût par décoction, sont ensemencées avec la levure basse, ferment moins actif, opérant à basse température et laissant inattaquée une certaine quantité de maltose. Elles sont moins alcooliques et plus moelleuses. On doit les conserver à une température de 5 à 6° dans des caves-glacières et les transporter dans des wagons-glacières.

D'après Pasteur, un hectolitre de bière basse exige, pour sa fabrication et sa conservation jusqu'à la mise en vente, plus de 100 kilogrammes de glace (A. Riche).

Si nous nous reportons aux tableaux de la page 5, nous ferons au sujet des bières une constatation d'un grand intérêt hygiénique.

Ces tableaux montrent, en effet, que le titre alcoolique des bières est des plus variables, si bien que telle bière basse de débit, à 1-1/2 pour 100 d'alcool, est une boisson presque inactive, alors que les bières hautes, dont font usage et abus les Belges et les Anglais, constituent avec leurs 5, 6, 8 et 9 pour 100 d'alcool une boisson capable de produire une intoxication bien caractérisée.

Vin. — Le vin est le produit de la fermentation naturelle du jus du raisin frais. Le raisin est le fruit du *vitis vinifera*.

La vigne porte en sanscrit le nom de draska et le raisin celui de rasâ, d'où le grec ράξ et le latin *racemus*.

Les Celtes la cultivaient avant tout contact avec les Romains et les Grecs; les auteurs latins parlent avec éloges du vin des Gaules.

Le vin était connu des Hébreux; il l'était aussi des Chinois 1200 ans avant Jésus-Christ. L'usage, s'en perdit chez ces derniers, à la suite de lois prohibitives.

La connaissance que nous avons maintenant du mécanisme général des fermentations, exposé à propos des bières, nous permettra d'être très brefs sur la fabrication des vins (ainsi d'ailleurs que sur celle du cidre).

Elle comprend cinq opérations principales: la récolte du raisin, la confection du moût, la fermentation, la décuvaison et la conservation. Ces termes sont par eux-mêmes suffisamment significatifs, pour que nous nous dispensions d'insister. Notons seulement que l'agent ordinaire de la fermentation du sucre, dans le jus de raisin, est le saccharomyces ellipsoïdeus. Il a pour collaborateur, du moins au début de la fermentation, le s. pastorianus. Les levures du vin sont des ferments « spontanés ». On ne les ensemence pas, comme les levures de brasserie et de distillerie : au moment de la maturité, elles se trouvent répandues à la surface des fruits et passent avec ceux-ci dans la cuve.

On divise les vins en trois classes : vins *secs* (rouges et blancs), vins *mousseux,* vins de *liqueur.*

Le titre alcoolique des vins secs et mousseux varie entre 5 et 15 pour 100.

Celui des vins de liqueur peut atteindre 25 pour 100, car on les « corse » en leur ajoutant de l'alcool.

COMPOSITION DES VINS SECS

SUBSTANCES	MAXIMA PAR LITRE	MINIMA PAR LITRE
(Densité).	1,04	0,998
Eau..	940gr	800gr
Alcool.	150gr	50gr
Acides et éthers volatils.	1,50	0,50
Extrait sec..	26	13,50
Glycérine.	7,50	4,50
Acidité totale..	5,00	1,50
Acidité due aux acides volatils. . .	0,60	0,30
Bitartrate de potasse..	4,00	1,40
Acide succinique..	1,50	0,87
Cendres.	4,00	0,80

TITRE ALCOOLIQUE DES VINS-LIQUEURS

	o/o		o/o
Lunel.	13,70	Bagnols (France). . .	17
Tokay-liqueur. . .	14	Constance (Afrique Sud).	18,17
Malvoisie de Lipari. .	14,8	Porto.	19 à 19,8
Lacryma-Christi. . .	15	Marsala.	20 à 21
Chypre..	15	Xérès.	20,8
Malaga..	15 à 17	Muscat grec.	22,6

Comme l'indique le premier de ces tableaux, les vins renferment bien d'autres principes actifs que l'alcool éthylique, à des doses faibles sans doute, mais non indifférentes, si l'on en croit quelques hygiénistes autorisés (v. Pathologie p. 112). Ce sont d'abord des alcools supérieurs (butylique, propylique, amylique, etc.); des

acides préexistant dans le moût ou développés pendant
la fermentation : acides tartrique, formique, acétique,
malique, tannique, butyrique, propionique, valérique ;
des éthers, issus de la réaction des acides précédents
sur l'alcool éthylique et ses supérieurs ; des aldéhydes,
l'aldéhyde éthylique, en particulier ; des huiles essentielles mal connues encore ; des matières colorantes ;
des bases organiques ; des sels minéraux, parmi lesquels
prédomine la crème de tartre ou bitartrate de potasse.

Éthers, aldéhydes, alcools supérieurs donnent aux
vins leur arome : ils en constituent le « bouquet. »

La production des vins dans le monde entier (année
1895) est la suivante d'après le *Moniteur vinicole* :

PAYS	1895	MOYENNE
France	26 687 000	33 000 000
— (1896 : 44 456 000).		
Algérie.	9 797 000	»
Tunisie.	179 000	»
Italie.	21 343 000	28 000 000
Espagne.	17 252 000	25 000 000
Portugal, Madère, îles diverses. .	2 155 000	4 500 000
Autriche.	3 000 000	8 500 000
Hongrie.	2 865 000	
Allemagne.	3 645 000	3 000 000
Russie.	2 720 000	3 000 000
Turquie et Chypre.	2 400 000	2 800 000
Bulgarie.	1 200 000	»
Serbie.	»	3 800 000
Grèce.	1 600 000	2 000 000
Roumanie	3 120 000	1 800 000
Suisse.	1 250 000	1 000 000
États-Unis.	850 000	1 500 000
République Argentine. . . .	1 350 000	1 500 000
Chili.	1 500 000	1 000 000
Australie.	150 000	100 000
Cap (Constance).	»	100 000

Aux chiffres qui concernent la France, il faut ajouter
2 millions d'hectolitres environ, pour les vins d'industrie (vins de raisins secs et vins de sucre).

Avant le phylloxera (1876), la France aurait produit
en certaines années 80 millions d'hectolitres de vins (1).
Malgré ce fléau, d'ailleurs enrayé aujourd'hui, le vi-
gnoble français, d'une superficie de 1 800 000 hectares
environ, est encore celui qui fournit le plus et dont les
produits ont la valeur la plus élevée, soit 1 174 000 000
de francs.

Cidre. — Le cidre est le jus fermenté de la pomme,
fruit du pommier (malus), plante de la famille des Rosa-
cées. Le nom de cette boisson est d'origine grecque
(σίκερα); mais, chez les Hellènes, il servait à désigner
toute espèce de boisson fermentée autre que le vin.
Cette appellation fut reprise par les Romains (sicera)
pour désigner le cidre de pommes, dont ils introdui-
sirent, du reste, la fabrication dans les Gaules. La culture
en grand du pommier à cidre sur les bords de la
Manche semble remonter à l'invasion normande.

La poire, fruit plus sucré que la pomme, fournit aussi
un cidre plus alcoolique, le *poiré*.

Le cidre ordinaire contient de 2 à 6 pour 100 d'alcool ;
mais certains cidres de pommes très sucrées et le poiré
en contiennent près de 10 pour 100. On trouve encore
dans le cidre, d'après Boussingault et d'après Frése-
nius, 1,54 pour 100 de sucre, 0,25 pour 100 d'acide succinique et de glycérine, 0,77 pour 100 d'acide malique ;
des sels de potasse et de chaux ; des acides (pectique,
tartrique, gallique, acétique), du tanin, des gommes,
des huiles grasses et volatiles, etc., etc. — tout cela en
très faible proportion.

---

(1) C'est là sans nul doute un maximum bien rarement atteint. Chaptal,
dans son ouvrage sur le vin, donne une moyenne de 30 000 000 d'hectolitres
de 1804 à 1809, avec 1 600 000 hectares implantés.

En Italie, la surface implantée est de 3 454 000 hectares.

ANALYSES DES CIDRES NORMANDS (Agenda du Chimiste).

SUBSTANCES	ROUEN 1877	YVETOT 1876	BAYEUX 1880	CIDRE incomplet. fermenté	YVETOT BOISSON de débit	YVETOT BOISSON bourgeoise
Alcool o/o. .	6	5,2	3	1	2,6	2,8
Extrait. . .	51,6	30,9	53,3	69,7	10,7	40,1
Acidité. . .	3,5	7,5	3,5	2,9	2,93	3,2
Sucre. . .	20	7,5	37	36	1,5	14,2
	pur	pur	pur	pur	mouillé	mouillé

En France la production du cidre dépasse dans certaines années celle du vin. Cette boisson est presque entièrement consommée sur place.

ANNÉES	PRODUCTION EN HECTOLITRES	IMPORTATION	EXPORTATION
1889.	3 701 000	8 319	17 000
1890.	11 095 000	7 031	9 000
1891.	9 280 000	684	10 000
1892.	15 141 000	402	10 000
1893.	31 609 000	845	14 000
1894.	15 541 000	744	18 000
1895.	25 587 000	467	20 126

On fabrique encore un cidre renommé dans les îles normandes (Jersey). L'Allemagne en produit une notable quantité, ainsi que l'Espagne (pays basques). Les États-Unis exportent beaucoup de pommes dans les pays consommateurs de cidres, mais n'en tirent pas eux-mêmes grand parti.

En dehors du raisin et des pomacées, un grand nombre d'autres fruits ont été employés à la confection des boissons alcooliques. C'est surtout en Allemagne que l'industrie des vins de fruits a pris de l'extension.

On y fabrique, et en quantités de plus en plus importantes, des vins de fraises, de framboises, de cerises, de myrtilles, de groseilles, et même de ronces ; tous ces liquides sont fortement alcooliques.

BOISSONS DISTILLÉES

Alcool de consommation. — Sous le nom d'alcool de consommation, nous entendons désigner l'alcool éthylique à peu près pur fourni par l'industrie moderne et qui sert à la confection des liqueurs, des apéritifs et des eaux-de-vie de fantaisie (v. p. 41).

C'est encore aux savantes exégèses de M. Berthelot que nous emprunterons les éléments d'un court historique de la découverte de l'alcool, tout en tenant compte des intéressantes recherches d'Hoefer (*Histoire de la chimie*, 1842).

Les anciens avaient observé que le vin contient quelque chose d'inflammable. « Le vin ordinaire, dit Aristote (édit. Didot, p. 622) possède une légère exhalaison ; c'est pourquoi il émet une flamme ». Théophraste, disciple immédiat d'Aristote, écrit dans son *Traité du feu* : « Le vin versé sur le feu jette un éclat. » Pline est plus explicite. Il dit dans son *Histoire naturelle* (L. XIX, ch. VI) que le vin de Falerne produit par le champ Faustien « est le seul qui s'allume au contact d'une flamme » ; « ce qui, ajoute M. Berthelot, arrive « en effet pour certains vins très riches en alcool sur- « tout par les grandes chaleurs. » Les anciens ne tirèrent pas parti, semble-t-il, de la connaissance de ces faits, bien qu'ils sussent déjà condenser certains liquides vaporisés : « L'expérience nous a appris que « l'eau de mer réduite en vapeur devient potable, et le « produit une fois condensé ne reproduit pas l'eau de « mer... Le vin et tous les liquides, une fois vaporisés, « deviennent eau. »

Les alchimistes de l'école d'Alexandrie, qui inventè-

rent et employèrent couramment les appareils distillatoires, ne nous ont laissé aucun texte que l'on puisse
rapporter à l'alcool.

Nous arrivons à l'école arabe. Pour Hœfer, c'est le
fameux Geber (VIII-IXᵉ siècle) auteur énigmatique souvent cité par les alchimistes arabes, qui traite le premier
de la distillation du vin. « Il cite dans son *Testamentum*
l'eau-de-vie préparée avec du vin blanc comme une
chose connue de tout le monde. » Après lui Razès (860-
940) donne dans son *Liber perfecti magistri* la préparation de l'eau-de-vie à l'aide des grains (Hœfer).

« Prends de *quelque chose d'occulte* la quantité que tu
« voudras et broie-le de manière à en faire une espèce
« de pâte et laisse-le ensuite fermenter pendant nuit et
« jour; enfin mets-le tout dans un vase distillatoire et
« distille le (*preparatio aquæ vitæ simpliciter*). » Ce quelque chose d'occulte, Hœfer n'hésite pas à en faire des
grains de blé, ou du moins un produit sucré ou amy-
lacé. Il ajoute que l'auteur arabe semble indiquer ensuite le moyen de rendre l'eau-de-vie plus forte, en la
distillant sur des cendres ou sur de la chaux vive.

M. Berthelot s'élève contre cette interprétation. Il
rétablit ainsi le passage en question: « Prends de la
» pierre secrète lessivée (*lapidis occulti elixati*), broie,
« laisse fermenter; tu auras eau blanche comme lait. »
Pour lui l'expression *fermentari* s'appliquait alors à toute
action chimique lente; d'autre part le mot « eau-de-vie »
avait une acception multiple et, dans le cas présent,
devait s'appliquer à tout autre chose qu'à un liquide
alcoolique. M. Berthelot, à propos de Razès, fait remarquer que si l'auteur arabe parle de « *vina falsa ex sac-
charo melle et riço* » c'est-à-dire des liquides visqueux
(vins prétendus) obtenus par fermentation du sucre, du
miel et du riz, liquides dont l'hydromel est un type, il
ne propose nulle part de les distiller et d'en tirer un
principe plus actif.

Abul Casis, le célèbre médecin de Cordoue (mort en

1107), décrit à nouveau les appareils distillatoires connus de son temps et à l'aide desquels il prescrit de distiller l'eau de roses, le vinaigre et *le vin* (Berthelot). Il parle aussi de la préparation de l'eau-de-vie, etc. (Hœfer). Bien que n'accordant aucun crédit à cette assertion de Hœfer, M. Berthelot admet « qu'on s'était aperçu, « *dès lors*, que le vin distillé n'est pas identique à « l'eau, contrairement à la vieille opinion d'Aristote »; « mais, ajoute-t-il, Abul Casis ne parle pas de l'alcool « ou mieux d'un principe identique à ce qu'on nomma « plus tard eau ardente et eau-de-vie, quoique la « *connaissance de ce corps dût résulter presque immédiate-* « *ment de l'étude des liquides distillés fournis par le vin* ».

Sans prendre parti dans la controverse, nous reconnaissons qu'en présence de ces données et malgré l'absence de textes explicites, on est tenté d'accepter cette opinion d'Hœfer : « La découverte de l'eau-de-vie « coïncidé avec celle de la distillation par alambic[1] ».

Le plus ancien manuscrit qui renferme une indication précise sur les produits de la distillation du vin est celui de la *Mappæ clavicula* ou *clé de la Peinture* ; non pas celui de Schlestadt, qui date du xe siècle et qui est muet sur ce sujet, mais celui du xiie siècle. Le passage de ce manuscrit qui nous intéresse est une formule cryptographique que M. Berthelot est parvenu le premier à déchiffrer : « En mêlant du vin pur et très fort « avec 3 parties de sel[2] et en le chauffant dans des « vases destinés à cet usage, on obtient une eau inflam- » mable qui se consume sans brûler la matière... »

---

(1) La distillation « au couvercle » (in operculis), la seule connue des Grecs et des Alexandrins, ne pouvait guère fournir que la partie aqueuse du vin. Les anciens n'ont pas connu l'alcool, parce que leurs appareils distillatoires ne tiraient du vin que de l'eau et laissaient échapper les vapeurs alcooliques. (V. Hœfer ; v. Berthelot : *Introduction à la chimie des anciens*, p. 132.)

(2) Les anciens chimistes pensaient que la grande humidité du vin s'oppose à son inflammabilité et c'était pour la combattre qu'on ajoutait des sels, du soufre, etc., dont la siccité, disait-on, accroît les propriétés combustibles (Berthelot).

On trouve une autre formule plus étendue dans le *Livre des feux* (Liber ignium ad comburandos hostes) de Marcus Græcus. L'auteur est un personnage énigmatique dont Hœfer fait remonter l'existence au delà du xı° siècle. M. Berthelot considère comme postérieurs à l'an 1300 les manuscrits latins du *Liber ignium*, les seuls d'ailleurs dont on ait connaissance.

« Prenez du vin noir épais. Pour un quart de livre, « ajoutez 2 scrupules de soufre vif en poudre très fine, « une ou deux livres de tartre extrait d'un bon vin « blanc et deux scrupules de sel commun. Placez le « tout dans un bon alambic de plomb, mettez le chapi- « teau dessus et vous distillerez l'eau ardente. »

Un texte encore plus précis se rencontre dans le manuscrit n° 197 de la Bibliothèque de Munich. Ce manuscrit a été composé vers l'an 1438, mais il contient des ouvrages antérieurs, une transcription du *Liber ignium* entre autres. Il s'agit là d'une transcription sans doute relativement très ancienne, car il n'y est fait aucune allusion à l'eau ardente. Le texte en question se trouve en dehors et la suite de la transcription du *Livre des feux*.

Le voici : « L'eau ardente se prépare ainsi. Prenez du vin vieux et bon de n'importe quelle couleur ; distillez-le sur un feu doux. Le produit distillé s'appelle *eau ardente*. En voici la vertu et la propriété. Mouillez avec un chiffon de lin et allumez ; il se produira une grande flamme. Quand elle est éteinte, le chiffon demeure intact... Notez que l'eau qui distille la première est surtout active et inflammable (citation de Humboldt). »

Parmi les auteurs anciens qui ont traité de l'alcool (ou ce qui revient au même des produits de la distillation du vin), le premier sur le nom et les écrits duquel ne subsiste aucun doute, est Arnaud de Villeneuve (1238-1314).

Il faut se garder toutefois de croire, comme l'ont écrit beaucoup d'historiens, que la découverte de l'alcool lui appartient. Il s'est borné à en parler comme d'une préparation connue de son temps et qui l'émerveillait au plus haut point (Berthelot). « On extrait par « distillation du vin, de la lie, etc... le vin ardent, dé-« nommé aussi eau-de-vie... c'est la partie la plus « subtile du vin. » (*De conservandâ juventute* 1309.)

Plus loin il en vante les propriétés surprenantes : Quel-« ques-uns l'appellent eau-de-vie... Elle prolonge la vie, « voilà pourquoi elle mérite d'être appelée *eau-de-vie.* »

Il le range parmi les élixirs de longue vie, breuvage mystérieux dont on faisait grand cas et grand usage à l'époque médiévale.

Le pseudo-Raymond Lulle (Theatrum chimicum, t. IV), auteur un peu plus récent, parle de sept distillations successives de l'eau ardente qui permettent d'obtenir un produit brûlant sans laisser de résidu : c'est là une sorte de rectification.

Ortholain, de Paris, publie en 1358 la *Pratica alchimica* où il décrit les eaux-de-vie à différents degrés de concentration et où il indique la préparation de la quintessence ou plutôt de la prime essence, c'est-à-dire de l'esprit de vin absolu (Hœfer).

Les alchimistes en distillant le vin croyaient, et avec raison, en extraire une substance préformée, une *portion plus subtile, une essence*. Aussi ne lit-on pas sans étonnement dans un ouvrage réputé de la fin du XVIIIe siècle : « L'eau-de-vie n'existe pas dans le vin en tant qu'eau-de-vie, mais elle est le fruit de l'action de la chaleur de l'alambic sur quelques parties du vin fermenté. » *Traité du distillateur,* par Demachy, 1773-1776, in-fol., p. 67).

Il n'a été question jusqu'à présent que de l'alcool extrait du vin. La distillation des matières amylacées fermentées, sans être aussi ancienne, est déjà vieille de plusieurs siècles. Cette pratique devait fatalement prendre naissance dans les contrées du Nord, où la vigne ne croît pas et où le vin a toujours été d'un prix élevé. Le célèbre médecin saxon Libavius (1560-1616) donne dans ses *Opera medico-chimica* (Ars probata, pars I. C. XII), le moyen d'extraire l'alcool de la bière et des moûts fermentés. Il n'en parle pas comme d'une découverte personnelle, mais comme d'une chose parfaitement connue. Il expose un procédé de préparation de l'eau ardente avec des grains, des fruits sucrés ou amylacés, comme les glands, les châtaignes, etc.

Angelius Sala (mort en 1640) écrit dans son *Hydréléologie*: « Tous les habitants des contrées du Nord « savent faire l'eau-de-vie avec le fruit des céréales. A « cet effet, ils se servent du blé tel qu'il convient à la « préparation de la bière. Après l'avoir grossièrement « moulu, ils le jettent dans une cuve, y versent de l'eau « tiède et remuent cette pâte demi-liquide avec des « spatules, ils y ajoutent de la levure de bière et aban- « donnent le tout à la fermentation. Il faut avoir quelque « habitude de la chose pour savoir quand la fermen- « tation est parfaitement accomplie et quand il est « opportun de soumettre la matière à la distillation pour « en retirer l'eau ardente. » La fabrication de l'eau-de-vie de grains se pratiquait déjà en grand avant la guerre de Trente-Ans, à Magdebourg et surtout à Wernigerode, dans le Harz.

L'emploi des mélasses en distillerie doit être aussi relativement ancien, car on lit dans l'ouvrage de Demachy: « Je ne dois pas négliger de parler d'une pra- « tique, *ancienne* à la vérité et très connue dans toute « la France, que la disette de vins et par conséquent « d'eau-de-vie a rendu plus commune en France vers « ces dernières années: c'est la fabrication des eaux- « de-vie de mélasses(1). »

_____

(1) Il ne saurait être ici question que des mélasses de canne à sucre importées des Indes néerlandaises et de l'Amérique, car la découverte du sucre dans la betterave date de 1747 et c'est seulement en 1787 que Koppi et Achard, de Berlin, tentèrent l'exploitation industrielle de la betterave sucrière.

Ce n'est qu'au xixe siècle qu'on utilise les pommes
de terre. Aujourd'hui, il est démontré que l'on peut tirer
de l'alcool, par fermentation, de toute substance renfermant du sucre ou un hydrate de carbone saccharifiable ;
et, de fait, l'industrie moderne traite dans ce but les
tubercules (pomme de terre, topinambour, patate, etc.),
les racines (chiendent, gentiane, garance, carotte, betterave), des tiges (sorgho, lichen, canne), des fruits
châtaignes, marrons d'Inde, figues, cactus, melon), des
graines (froment, seigle, orge, avoine, riz, maïs, sar-
rasin, millet, dari), l'amidon commercial.

Le rendement des betteraves, des grains, des pommes
de terre, du riz étant incomparablement plus rémuné-
rateur que celui des moûts naturels alcoolisés (vins,
cidres, etc.), ce sont à l'heure actuelle ces substances
qui fournissent à l'industrie chimique, à celle des
eaux-de-vie et liqueurs, à la pharmacie, l'alcool dont
elles ont besoin. D'ailleurs, la production vinicole n'eût
jamais suffi à l'alimentation de ces diverses industries.

La préparation de l'alcool d'industrie est une opération à quatre degrés : transformation de l'amidon en
sucre ou saccharification ; fermentation ou alcoolisation
du moût ; distillation ou extraction des flegmes ; rectification ou épuration des flegmes.

Nous avons sommairement décrit, à propos de la
bière, la saccharification et la fermentation. Lorsqu'il
s'agit d'alcools de grains, on opère la saccharification
comme en brasserie. Quand on met en œuvre d'autres
substances amylacées, les pommes de terre par exemple, ne portant pas en elles-mêmes l'agent de la saccharification (diastase des grains en germination), on
l'ajoute sous forme de malt d'orge ou bien l'on saccha-
rifie à l'aide des acides dilués.

Quant à la distillation et à la rectification, elles res-
sortissent surtout à l'art de l'ingénieur, et leur étude ne
peut entrer dans le cadre de cet ouvrage. Nous n'en
dirons que quelques mots indispensables.

La distillation a pour but d'extraire les *flegmes* du moût fermenté ou « vin ».

Ces *flegmes* sont constitués par un liquide fortement alcoolique (5o à 8o°) renfermant la plupart des impuretés volatiles des « vins ». Ils sont particulièrement impurs lorsque les matières premières soumises à la saccharification sont avariées ; lorsque les levures sont malades ou mêlées de ferments étrangers ; lorsque la fermentation a été mal dirigée ; lorsque la distillation a été conduite sans précaution.

Ces impuretés représentent pour l'industriel un déficit, et, comme elles sont, en général, très odorantes, elles communiquent aux produits distillés un arome *sui generis* et le plus souvent repoussant, qui rendent ceux-ci impropres à la consommation.

Les fabricants font donc tous leurs efforts — non sans succès, grâce à une attention soutenue et à des procédés d'extraction très perfectionnés — pour obtenir de premier jet des flegmes aussi riches que possible en alcool et où les impuretés soient réduites au minimum.

Mais ils vont plus loin. Dans le but de livrer aux intermédiaires un alcool *marchand*, neutre au goût, *faisant prime* (1), c'est-à-dire propre à tous les usages pharmaceutiques, chimiques et alimentaires, en un mot, de l'alcool éthylique à peu près pur, ils soumettent les flegmes à l'épuration, à la rectification.

Cette opération n'est en somme qu'une redistillation méthodiquement fractionnée. Elle extrait d'abord les impuretés plus volatiles que l'alcool éthylique (aldéhydes, éthers, etc.), ou *éthers* ; sépare ensuite l'alcool éthylique presque pur ; et enfin, retient les substances moins volatiles constituant le *fusel* (alcools supérieurs, furfurol, acides).

---

(1) Cette prime ou plus-value peut s'élever à 3o pour 100 de produit brut.

Du commencement à la fin d'une rectification, il passe à l'éprouvette de l'appareil les liquides suivants :

Têtes. . . {	Mauvais goûts *de tête*. Mauvais goûts *de tête*, à repasser. Moyens goûts *de tête*.	} Eau, alcool, « éthers ».
Bons goûts marchands {	Alcool fin, de tête. Alcool extra-fin. Cœur de rectification (alcool éthylique pur). Alcool fin de queue.	
Queues . . {	Moyens goûts *de queue*. Mauvais goûts *de queue*, à repasser. Mauvais goûts *de queue*.	} Eau, alcool, fusel.

« La première et la dernière catégories sont vendues « directement à certaines industries. Les deux suivantes « sont rectifiées et séparées en mauvais goûts, à vendre « (à l'industrie) et moyens goûts à réunir aux moyens « goûts ordinaires, qu'on ajoute aux flegmes d'une « opération suivante. Les alcools fins sont vendus ou rec- « tifiés à nouveau. Les alcools extra-fins et les cœurs « sont vendus pour la consommation. » (Guichard, *Industrie de la distillation*, p. 305).

En définitive, ce que l'industrie de la distillerie livre au commerce des spiritueux, c'est un produit où l'al- cool éthylique entre pour les 95 ou 98 centièmes, l'eau fournissant l'appoint. Quant aux impuretés, elles y sont presque indosables (v. tableau, p. 30).

Eaux-de-vie. — On donne actuellement le nom d'eaux- de-vie aux produits de la distillation des « vins », de fruits et de certains « vins » de grains, produits livrés bruts à la consommation. On appelle encore les eaux- de-vie de fruits *alcools naturels*.

En réalité, *eau-de-vie* est synonyme de *flegme*. La différence n'existe que dans les mots. Certaines contrées se livrent à la distillation du vin de raisins pour en tirer de l'alcool neutre (alcool éthylique, esprit de vin); certaines autres, au contraire, consomment sur place, tels quels, les flegmes de grains ou de pommes de terre. L'alcool brut, non rectifié, de pommes de terre, alcool dont le goût répugne aux Français, est, dit-on, fort prisé en Suisse et en Irlande. En un mot, ce sont les circonstances les plus insignifiantes, qui ont décidé que tel flegme serait élevé au rang d'eau-de-vie de consommation et que tel autre serait laissé à l'état de matière première industrielle et destiné à la rectification.

Les impuretés des eaux-de-vie sont de même ordre, on le conçoit, que celle des flegmes et, comme le dit M. X. Roques « les flegmes d'industrie et les alcools « naturels (eaux-de-vie) peuvent se comparer au point « de vue chimique. En fait, tous deux renferment les « mêmes impuretés, aldéhydes, alcools supérieurs, « furfurol, bases, etc. Ils diffèrent simplement, l'un de « l'autre, en ce que leurs propriétés organoleptiques « sont agréables pour les alcools naturels et désa- « gréables pour les flegmes. »

IMPURETÉS PAR HECTOLITRE (Mohler)

Eau-de-vie de marc vraie ou naturelle. . .	875	grammes.
Rhum vrai.	496	—
Flegmes d'industrie.	**542**	—
Cognac vrai.	407	—
Mauvais goûts de tête.	226	—
Kirsch vrai.	218	—
Eau-de-vie de marc fausse ou de fantaisie. .	173	—
Cognac faux.	77	—
Kirsch faux.	68	—
Rhum faux.	44	—
1er alcool surfin (éthylique). .		18	—
2e alcool surfin. . . . . . pesant		13	—
Alcool extra-fin. . . . . de 95 à 77°.		7	—
Alcool de cœur.		Quantité négligeable.

En somme, ce qui donne leur valeur commerciale et leur cachet aux eaux-de-vie, c'est la nature et la quantité de leurs impuretés spécifiques. Une eau-de-vie rectifiée, purifiée, ne serait plus, ou à peu près, que de l'alcool

TABLEAU COMPARATIF DES IMPURETÉS CONTENUES DANS LES ALCOOLS D'INDUSTRIE, LES EAUX-DE-VIE NATURELLES ET LES EAUX-DE-VIE DE FANTAISIE OU FAUSSES (1)

PRODUITS	FLÉGMES de BETTERAVES	ALCOOL BON GOÛT	MARC VRAI à 100 FR. L'HECT.	RHUM VRAI à 380 FR. L'HECT.	COGNAC VRAI 1873	KIRSCH VRAI 1888	EAU-DE-VIE DE PRUNES VRAIE	EAU-DE-VIE DE CIDRE VRAIE	RHUM FAUX (PAR SACCE)	COGNAC FAUX (PAR SACCE)	KIRSCH FAUX AVEC ESSENCE DE NOYAU
	gr.	gr.	gr.	gr.	gr.	gr.	gr.	gr.	gr.	gr.	gr.
Acides	»	»	0,840	1,2360	0,8160	1,140	0,2270	0,620	0,1920	0,0600	0,084
Éthers	»	»	0,654	1,9692	0,7092	1,161	16,074	1,432	0,2240	0,0800	0,158
Aldéhydes	»	»	0,715	0,1387	0,2363	0,057	1,532	0,160	0,0160	0,0080	0,015
Furfurol	»	»	0,0001	0,0356	0,0149	0,003	0,0168	0,006	0,0050	0,0008	0,001
Alcools supérieurs	»	»	1,654	0,2775	1,7071	0,400	0,9320	0,931	0,0480	0,0340	0,050
Acide cyanhydrique	»	»	»	»	»	0,065	0,015	»	»	»	0
TOTAL par litre, au titre de consommation	»	»	3,8631	3,6270	3,4835	2,826	18,7968	3,149	0,4850	0,1818	0,308
	gr.	gr.	gr.	gr.	gr.	gr.	gr.	gr.	gr.	gr.	gr.
Acides	124,00	1,80	169,35	237,69	138,30	222,00	29,60	106,9	40,00	12,40	19,60
Éthers	59,00	5,20	131,12	378,69	120,20	226,00	2098,40	246,9	46,60	16,50	36,20
Aldéhydes	21,60	traces	144,19	26,67	40,05	11,00	200,00	27,6	3,50	1,70	3,40
Furfurol	0,15	0	0,02	6,84	25,25	0,60	2,19	1,0	1,20	0,10	0,20
Alcools supérieurs	337,00	0	333,46	52,21	304,59	78,10	121,80	160,5	10,00	7,20	11,40
TOTAL par hectolitre à 1000	541,75	7,08	778,14	702,10	628,39	537,70	2450,99	542,9	101,30	37,80	70,30

(1) D'après X. Roques (Analyse des Alcools et Eaux-de-vie).

éthylique de goût neutre, où le consommateur ne ver·
rait qu'une boisson insipide.

Les eaux-de-vie le plus couramment consommées en
Europe et dans les pays où a pénétré la civilisation
européenne, sont les suivantes :

Eaux-de-vie de *vin* (cognac, armagnac) ; de *canne*
(rhum), de *mélasses de canne* (tafia), de *merises* (kirsch,
maraschino) ; de *prunes* (quetsch, zwetchenwasser, sli-
vovitza hongroise, etc.) ; de *cidre* (calvados) ; de
marc de raisins (marc) ; de *grains* (gin, whisky) ; de
genièvre (alcools aromatisés avec des baies de genièvre, que l'on consomme sous le nom de genièvre, de
schiedam et de borovitza, en Autriche) ; de *seigle* (vodka
russe), etc., etc.

Ainsi que nous l'avons indiqué, on boit encore, sous
le nom d'eau-de-vie, les flegmes de pommes de terre
(Suisse, Allemagne, Irlande), de betteraves (genièvre
vulgaire), etc., etc.

Les eaux-de-vie de fruits et quelques eaux-de-vie
de grains, dans les pays à grande consommation, ne sont
très souvent que des alcools d'industrie aromatisés de
façon à rappeler le bouquet et le goût des produits
authentiques. Ce sont là les eaux-de-vie *fausses* ou de
fantaisie.

Les producteurs d'alcools, en France ainsi que dans
les pays de l'Europe centrale, se divisent en : *distillateurs de profession* et *bouilleurs de cru.*

Les premiers, c'est-à-dire ceux que surveille la
Régie et dont la production est exactement contrôlée,
étaient en 1893 au nombre de 5 924, dont 5 303 fabricants d'eaux-de-vie vraies ou alcools naturels, livrant
89 387 hectolitres, et 621 fabricants d'alcool d'industrie,
livrant 2 227 801 hectolitres(1). Ceux-ci, comme on le

---

(1) V.-X. Roques. *Revue générale des sciences*, 30 mars 1896. —
V. Claude (des Vosges). Rapport au Sénat.

voit, bien que neuf fois moins nombreux que ceux-là,
produisent 25 fois plus (1).

Les bouilleurs de cru sont de petits propriétaires ou
fermiers, à qui l'État permet de distiller, sans payer
d'impôt, les eaux-de-vie *provenant exclusivement de leur
récolte* et seulement pour leur *consommation personnelle*.
(Loi du 14 décembre 1875).

Ils sont actuellement au nombre de 700 à 800 mille.
L'évaluation de leur production, tentée par l'Administration des contributions indirectes, est en réalité impossible. Beaucoup d'entre eux arrivent à vendre
clandestinement leurs eaux-de-vie, et d'autres, aussi
nombreux, non contents de brûler leurs propres
récoltes, achètent des fruits, quelquefois même des
grains et des racines, pour les alcooliser et les brûler
à l'abri de l'immunité que la loi leur confère (Claude).
On estimait en 1896 que les bouilleurs de cru avaient
produit 134 000 hectolitres d'alcool licite. Or, pour certains auteurs, la fraude dépasserait 600 000 hectolitres.
En 1884, M. Luzet l'évaluait à 1 072 000 hectolitres !
Entre 1840 et 1850, la France produisait annuellement
une moyenne de 891 500 hectolitres d'alcool au titre de
100 pour 100 : 36 000 hectolitres d'alcool de substances
farineuses; 40 000 d'alcool de mélasses; 500 d'alcool
de betteraves ; 815 000 d'alcool naturel (fraude non
comprise).

En 1853, l'oïdium apparaît, qui ravage les vignobles
et fait tomber la proportion des alcools naturels, auxquels le vin fournissait la plus forte contribution, à
165 000 hectolitres. Dès lors, les alcools d'industrie —
ceux de betteraves et de mélasses en particulier — non
concurrencés et poussés par une demande pressante,
envahissent le marché : de 1853 à 1857, leur moyenne
de production atteint 486 000 hectolitres.

L'oïdium ayant été efficacement combattu, la distil-

_____

(1) 2 208 000 hectolitres en 1897.

lerie des eaux-de-vie de vin se relève et fournit de 1865 à 1869, une moyenne de 550 000 hectolitres. Mais la fabrication des alcools d'industrie, désormais fortement outillée et maîtresse de la place, continue ses progrès, livrant au commerce 780 631 hectolitres.

En 1876, année qui précède l'invasion des Charentes par le phylloxera, la production totale des eaux-de-vie atteint 645 837 hectolitres, dont 545 994 tirés du vin ; celle des alcools d'industrie s'élève à 1 061 546.

A dater de cette époque, la distillerie de l'alcool de vin tombe dans un marasme d'où elle n'est pas encore sortie (157 570 hectolitres en 1877 ; 102 952 en 1878 ; 27 000 en 1879) ; tandis que les alcools d'industrie — celui de mélasses surtout — inondent le marché. On a vu plus haut quelle était leur production en 1893.

LES IMPURETÉS DES ALCOOLS ET EAUX-DE-VIE
PROPHYLAXIE INDUSTRIELLE

Nous entendons par « impuretés » toutes les substances autres que l'alcool éthylique et l'eau, que ces substances soient fortement ou peu toxiques, qu'elles jouissent ou non de propriétés organoleptiques.

Les impuretés des alcools d'industrie et des eaux-de-vie, envisagées dans leur ensemble, ont une quadruple origine, que M. X. Roques a méthodiquement exposée dans son manuel de l'*Analyse des alcools et eaux-de-vie*. Elles proviennent soit des matières premières, soit du processus de la fermentation, soit des opérations distillatoires, soit du vieillissement.

1° *Matières premières.* — Les pulpes et noyaux des fruits, les racines employées à la fabrication des alcools, contiennent des principes odorants (huiles essentielles, éthers) qui passent à la distillation et donnent au produit un arome particulier, spécifique. Les pépins du raisin et de la pomme, fournissent une huile odorante ;

la betterave, un principe mal connu et dont on se débarrasse très difficilement dans les rectifications les mieux conduites. L'essence de noyaux issue de l'amygdaline des amandes de cerises et de prunes est une impureté de même origine.

Une simple distillation est impuissante à séparer ces impuretés volatiles.

2° *Fermentation*. — On connaît la formule chimique par laquelle Lavoisier et après lui Gay-Lussac représentaient la fermentation d'un moût sucré :

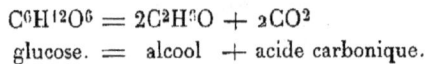

$$C^6H^{12}O^6 = 2C^2H^6O + 2CO^2$$

glucose. = alcool + acide carbonique.

En réalité, cette équation n'est que partiellement exacte.

Il est bien établi que le sucre, en se dédoublant sous l'action des saccharomyces, donne de l'alcool et de l'acide carbonique, comme produits principaux ; mais, depuis C. Schmidt (1847) et surtout depuis Pasteur, on a décelé la présence, à côté des substances précédentes, d'un nombre relativement élevé d'autres composés organiques.

On sait aujourd'hui que la fermentation alcoolique ne se réduit pas à un simple dédoublement de la molécule sucrée. C'est là un acte biologique, par conséquent un phénomène complexe et variable. On a pu dire que cette fermentation « s'offre comme un des « problèmes les plus étendus de la chimie biologique, « l'un de ceux où il réside le plus d'inconnues ».

La cellule de levure, comme tout être organisé, respire, se nourrit, croît, se reproduit et vieillit. A chacun de ces actes et à chacune de ces phases physiologiques correspond une série de produits (excreta, résidus, etc.), dont un petit nombre seulement est bien connu.

Les produits normaux de la fermentation des molécules sucrées par les saccharomyces sont d'abord l'alcool éthylique et l'acide carbonique ; ce sont encore la glycérine et l'acide succinique, comme l'a indiqué Pasteur. Simultanément, il se forme, mais en très petite quantité, des alcools supérieurs, du glycol, etc., etc.

Pour un même moût sucré et une même race de saccharomyces, les proportions des différentes substances issues de la fermentation varient avec la température, avec la rapidité d'action du ferment. Ces proportions varient encore aux différents stades de la fermentation : ainsi, lorsque la cellule de levure ayant consommé tout le sucre du moût, ayant épuisé ses réserves nutritives (sucre emmagasiné), atteint la période d'autophagie, il se forme une quantité notable d'acide acétique, de la leucine, de la tyrosine, etc. (Bechamp, Schützenberger, Duclaux). M. d'Udransky prétend même que la glycérine prendrait naissance au cours de l'autophagie. M. Grimbert (thèse de doct. ès sc., 1893) résume ainsi les faits dont il s'agit : « Chaque cellule de ferment, sou-« mise aux lois immuables de la vie, passe par un maxi-« mum d'activité, puis vieillit et meurt ; si l'on réfléchit « que dans le courant d'une fermentation, on rencontre « à la fois des cellules qui viennent de naître et des « cellules en voie de dégénérescence, si l'on ajoute « que les produits qui prennent naissance peuvent à « leur tour entraver l'action de ces cellules, on com-« prendra combien est illusoire, l'idée de vouloir re-« présenter le phénomène par une formule unique et « simple. »

Jusqu'ici on a envisagé la fermentation alcoolique sous sa forme la plus élémentaire : décomposition des molécules d'un sucre donné, par une race de levure donnée.

Dans la pratique, elle se présente avec une tout autre complexité : pour en avoir la preuve, il suffit de feuilleter un des volumineux ouvrages qui traitent de la fabrication de la bière et du vin. Ce n'est plus alors une solution de glucose et de saccharose qui se transforme sous l'action d'une colonie homogène de tel ou tel saccharomyces ; c'est un jus naturel, riche en principes minéraux et organiques de toute nature, qu'attaquent à l'envi, des saccharomyces variés, des bactéries, voire des moisissures.

Les vignerons et surtout les brasseurs ont déployé des efforts inouïs, pour arriver à se rendre maîtres de leur fabrication et à obtenir des produits d'une composition invariable. La multiplicité de leurs manipulations (sélection des levures, acidification des moûts, etc., etc.), les perfectionnements incessants de leur outillage visent cet unique but, que, d'ailleurs, ils n'ont pas encore atteint.

La distillerie, préoccupée avant tout du rendement en alcool, n'apporte en général que des soins relatifs dans la conduite des fermentations. A peine doit-on faire exception pour quelques grands établissements que dirigent des chimistes distingués. En général, les levains de distillerie, hébergent à côté des levures normales, de nombreux ferments étrangers appartenant à la classe des bactéries et à celle des moisissures, ferments dont quelques-uns du reste possèdent la fonction alcoolique.

Le rôle joué par les ferments étrangers, a été l'objet en ces dernières années d'intéressantes études. Mais le problème n'est pas près de recevoir sa solution exacte et définitive. M. Lindet l'a posé en ces termes : « Tous « les saccharomyces, dont les actions sont parallèles « pendant la fermentation vont-ils donner les mêmes « produits ? Tous les organismes de maladie (ferments « étrangers) ne vont-ils pas au cours d'une fermentation « industrielle superposer leur action ? »

A la fin d'une fermentation, alors que les saccharomyces sont épuisés et n'ont plus à leur disposition qu'une nourriture insuffisante, les germes de maladie, jusque là paralysés dans leur développement par l'activité prépondérante des ferments normaux, trouvent le terrain à peu près libre et entrent en scène à leur tour. Des expérimentateurs (Lindet), ayant constaté qu'au déclin des fermentations alcooliques banales, les alcools supérieurs peuvent atteindre des proportions considérables (1), en ont inféré que la formation de ces alcools est liée à la pullulation des germes étrangers. Des dosages successifs effectués aux diverses périodes de la fermentation ont semblé confirmer ces vues. Si les alcools supérieurs prennent naissance au cours des fermentations languissantes, il est permis de penser qu'ils doivent se former en quantité moindre lorsque la fermentation est maintenue active, lorsque par exemple on aère fréquemment la levure ou lorsqu'on l'ensemence à fortes doses. Les analyses pratiquées dans ces conditions révèlent en effet une proportion moindre d'alcools supérieurs, sans doute à cause du dépérissement des ferments étrangers.

Les germes producteurs d'alcools à formule élevée sont encore mal déterminés. Toutefois, on sait que le bacillus ethylicus produit, aux dépens de la glycérine, de l'alcool mêlé d'une petite quantité d'alcools supérieurs; que le bacillus butylicus transforme la glycérine, et le sucre en alcools éthylique, butylique et amylique normaux; que le bacillus amylobacter, fort répandu dans la nature, fait fermenter la glucose, le sucre de canne, la glycérine, le citrate et le malate de chaux, suivant une formule complexe que le bacillus amylozyme (Perdrix) attaque l'amidon et fournit une grande quantité d'alcool amylique.

Les résultats analytiques qui précèdent ne sauraient être contestés; mais leur interprétation est sujette à controverses, et l'on peut même leur opposer quelques contraires.

M. Schwartz avance que l'alcool amylique augmente dans les fermentations tumultueuses, car il se

---

(1) Age de la fermentation :

	ALCOOL SUPÉRIEUR o/o DE L'ALCOOL
1. Pendant les 14 premières heures..	0,36
2. Entre la 14e et la 20e heure.	0,54
3. Entre la 20e et la 38e heure (fermentation terminée).	0,88
4. 24 heures après la fermentation terminée.	14,07

(Lindet.)

produit en plus grande quantité dans certains vins acides de Vendée et du Centre, dont la fermentation est rapide ; et, inversement, cet alcool n'entre qu'en faible proportion, dans le kirsch naturel, dont la fermentation est très lente.

D'autre part MM. Karl Kruis et Bohuslaw Reymann (1895) ont pu se convaincre que les levures pures sont susceptibles de produire, *sans le concours des bactéries,* des traces de fusel riche en alcool amylique.

Les recherches de MM. Claudon et Morin (1), poursuivies à l'aide de cultures pures des saccharomyces ensemencées dans une solution sucrée, avaient déjà montré (1887-88) que l'alcool amylique prend naissance dans les fermentations expérimentales. Ils obtenaient dans ces conditions 80 grammes d'alcool amylique pour 100 kilogrammes de sucre.

3° *Distillation.* — Certains éléments d'un moût alcoolique peuvent subir, en distillant, une transformation chimique. C'est ainsi que se forme le furfurol ($C^5H^4O^2$).

Le furfurol, ou aldéhyde pyromucique, prend naissance dans la torréfaction des matières cellulosiques. C'est un des « produits de la chaudière ». Il est bon d'ajouter qu'on lui connaît deux autres origines.

M. Fœrster a montré qu'il s'en forme une petite quantité, lorsqu'on fait agir les acides étendus sur le sucre, à partir de 38°. Enfin, la saccharification des grains par les acides minéraux engendre encore du furfurol, et c'est alors la cellulose qui est modifiée par les acides. Les « vins » de grains obtenus à l'aide du malt ne contiendraient donc pas de furfurol ou en contiennent seulement des traces.

4° *Vieillissement.* — Les modifications chimiques subies par les moûts alcoolisés (vin de raisin en parti-

---

(1) Ces auteurs n'ont sans doute pas éliminé les bactéries. Mais peut-il en être autrement dans la pratique industrielle ?

culier) et par les eaux-de-vie, au cours du vieillissement, procèdent surtout d'une oxydation partielle de l'alcool, lequel se transforme en acide acétique. Les analyses d'Ordonneau et de X. Roques montrent qu'il peut se former par le vieillissement un gramme environ d'acide acétique par hectolitre.

Le vieillissement détermine encore, mais non constamment et dans des proportions variables, la formation d'éthers. En somme, le phénomène du vieillissement et les produits auxquels il donne naissance, sont encore mal connus.

La prophylaxie des impuretés des boissons alcooliques est donc une question à multiples faces et dont la solution ne saurait être simple.

Si, pour commencer, l'on envisage les diverses boissons fermentées, on se rend facilement compte que les efforts tentés dans cette direction sont et demeureront à peu près inutiles. Le vigneron, d'abord, est hors de cause. Comment, d'une manière effective et en même temps sans modifier les qualités organoleptiques de son produit, pourrait-il stériliser son moût — habitat de tous les ferments qui imprègnent le sol et qui sont véhiculés par l'air — ensemencer une culture pure d'un saccharomyces donné, conserver son vin à l'abri des germes ambiants et de l'oxygène dont nous avons indiqué le rôle spécial?

En fait, les recherches des viticulteurs n'ont pas pour objectif d'obtenir un simple mélange hydroalcoolique, mais un produit dont la conservation soit facile, le goût agréable et suffisamment constant pour chaque cru.

Le brasseur vise surtout à obtenir un liquide de bonne conservation. S'il met tout en œuvre pour soustraire ses moûts à la contamination par les germes étrangers, c'est qu'il craint, dans ceux-ci, non pas les facteurs d'impuretés, mais les agents de maladie. Que durant la cuisson le malt donne du furfurol, que telle race de levure fournisse plus d'alcools supérieurs que telle autre, peu lui importe. Existe-t-il d'ailleurs pour lui un moyen de s'opposer à ces réactions ?

Les fabricants d'eaux-de-vie de vin et d'eaux-de-vie de fruits sont placés dans des conditions commerciales analogues, sinon identiques, à celle du viticulteur et du brasseur. Ils doivent livrer au public un breuvage possédant des propriétés bien nettes et en quelque sorte spécifiques. Le kirsch qu'on leur impose doit avoir l'odeur spéciale d'essence d'amandes amères ; le cognac doit donner au dégustateur la sensation que procure seul le mélange complexe d'alcools supérieurs et d'huiles qui caractérise l'eau-de-vie de vin, etc., etc.

Éliminer ces produits caractéristiques ou en entraver la formation, ce serait contrarier le goût du consommateur. Autant vaudrait éteindre tous les alambics.

Il est cependant des soins de fabrication que peut toujours prendre le bouilleur et qui, tout en donnant, dans une certaine mesure, satisfaction aux hygiénistes, ne sauraient qu'*affiner* ses produits.

Il est assurément difficile, en présence des divergences d'opinions (Schwartz, Lindet, Lebel), et de l'insuffisance des faits acquis, de déterminer, une fois pour toutes, les procédés de fabrication à mettre en œuvre exclusivement ; mais il existe des faits d'expérience dont il est toujours possible de tenir compte.

C'est ainsi qu'on devra employer, de préférence aux alambics primitifs, les appareils modernes, où la séparation des produits nuisibles s'opère mieux ; ne jamais laisser les moûts en contact avec la chaudière, car la torréfaction des principes solides qui s'y tiennent en suspension engendre du furfurol ; préférer, pour cette même raison, au feu nu, le bain-marie ou la vapeur, lesquels d'ailleurs donnent des eaux-de-vie moins riches en huiles essentielles, bien que suffisamment aromatiques.

On ne devra pas briser les noyaux des fruits à distiller où n'en briser qu'un petit nombre, afin de ne pas les augmenter la proportion d'acide cyanhydrique.

Les marcs ne devront pas, plusieurs mois après la vendange, être conservés au contact de l'air, afin que germes producteurs d'alcool amylique n'aient pas le temps de s'y développer.

Quant à la grande distillerie industrielle, il se trouve que ses intérêts sont en parfaite conformité avec les desiderata de l'hygiène en matière de purification, son objectif étant de livrer au commerce un alcool de goût neutre, autrement dit, de l'alcool éthylique débarrassé de toute substance étrangère. Elle atteint ce but, d'abord en apportant un soin extrême à la confection de ses levains et à la sélection des ferments, de façon à réduire au minimum la proportion des impuretés et par conséquent le déficit de la rectification (1) ; ensuite, par l'emploi d'appareils rectificateurs très perfectionnés.

LIQUEURS

Le terme de *liqueur* s'applique aux breuvages les plus disparates. On a même donné ce nom à des compositions pharmaceutiques et à des liquides non potables. Ici, nous l'emploierons pour désigner les boissons *artificielles* et, en général, fortement spiritueuses, obtenues en additionnant l'alcool, les eaux-de-vie ou les vins (alcoolisés au préalable), de sirop de sucre, de colorants et de principes aromatiques variés.

Ce sont surtout ces derniers éléments qui individualisent les liqueurs et les caractérisent physiologiquement. Ils sont incorporés au véhicule alcoolique à l'aide d'un des trois procédés suivants : distillation, macération, addition d'essences.

Vins aromatisés. — L'usage des vins aromatisés

---

(1) M. le Dr CALMETTE obtient, en ajoutant à la levure pure une mucedinée extraite des levures chinoises, l'*Amylomyces* Rouxii ou le *Mucor B.*, des « vins » fortement alcooliques fournissant un alcool très pur. Ces moisissures sont à la fois saccharifiantes et fermentatives.

remonte à la plus haute antiquité. Pline, Galien, Dioscoride en ont laissé de nombreuses formules. Horace, dans sa satire IV, donne une longue énumération des boissons de ce genre en honneur chez les Romains.

Une des plus anciennes liqueurs connues serait l'hippocras, dont on a attribué l'invention à Hippocrate (hippocratium vinum). On l'a consommé pendant tout le moyen âge et, dans les temps modernes, jusqu'au xviiiᵉ siècle.

Ulsted, de Nuremberg (fin xvᵉ siècle) rapporte la formule du *clairet* ou hippocras des Français (claretum, quod gallice dicitur hippocras) : « Prenez 4 litres de vin blanc, 4 onces de sucre blanc, dur, une once de cannelle, trois gros de coriandre, deux gros de clous de girofle, un demi-gros de zédoaire, deux scrupules de poivre long, un gros et demi de gingembre et des graines de paradis ». Après avoir laissé macérer les substances dans le vin, on filtrait à travers un linge et on livrait au consommateur (1).

Il existait d'ailleurs plusieurs variétés d'hippocras, dont le *Confiseur royal* (1737) décrit la préparation (2).

De nos jours, on consomme surtout le vermouth et les vins dits toniques, à base de quinquina (byrrh, quinquinas divers), de kola et de coca.

Voici une formule de vermouth empruntée à l'ouvrage de M. de Brevans.

VERMOUTH DE TURIN (doses pour 100 litres)

Grande absinthe.	125	grammes.
Gentiane.	60	—
Racine d'Angélique.	60	—
Chardon bénit.	125	—
Calamus aromaticus.	125	—
Aunée.	125	—
Petite centaurée.	125	—
Germandrée.	125	—

(1) HŒFER, *loc. cit.*
(2) DE BREVANS, *loc. cit.*, p. 281.

Cannelle de Chine . . . . 100 grammes
Muscade.. . . . . 15 —
Oranges fraîches. . . . . 6 —
Vin blanc de Picpoul doux. . . . . 95 l.
Alcool à 85°. . . . . 5 l.

Faire infuser 5 jours, soutirer et coller.

Laisser reposer 8 jours ; soutirer à nouveau et coller avant de mettre en bouteilles.

Un autre vermouth renferme 200 grammes de grande absinthe et autant de petite absinthe par hectolitre. On fabrique encore un vermouth à base de madère alcoolisé.

En somme, le vermouth est un vin blanc alcoolisé, dont l'absinthe est l'aromate dominant.

Les vins toniques, qui, concurremment avec les vermouths, sont consommés comme apéritifs, ont pour base des vins ordinaires vinés ou des vins-liqueurs.

Liqueurs sucrées. — Les liqueurs artificielles sucrées sont composées d'alcool plus ou moins hydraté, de sucre (en fortes proportions) et de substances aromatiques. On les classe — celles du moins qui ne portent pas de marque spéciale — d'après leur teneur en sucre, alcool et aromates, comme il suit : liqueurs ordinaires, doubles, demi-fines, fines, surfines.

	SUCRE	ALCOOL A 85°	TITRE
Liqueurs ordinaires. . .	1kg,50	2l,5	21°
— demi-fines. . .	2 50	2 8	24
— fines.. . . .	4 37	3 2	27
— surfines.. . .	5 60	3 8	32 et plus

On obtient les liqueurs à l'aide d'un des trois moyens suivants : distillation, infusion, addition d'essences. Ces termes s'expliquent d'eux-mêmes.

Les liqueurs les plus connues sont : l'anisette, le curaçao, la chartreuse, la bénédictine, le punch-liqueur, le kümmel, le noyau, le Dantzig, le marasquin.

Fruits à l'eau-de-vie. — Nous faisons rentrer dans la catégorie des liqueurs les fruits conservés à l'eau-de-vie, qui se consomment avec le jus alcoolique et sucré où ils baignent et dont ils sont imprégnés.

On choisit des fruits bien fermes et bien sains ; on les essuie soigneusement et on les pique profondément en tous sens pour leur permettre de bien s'imbiber d'alcool ; puis on les plonge dans l'eau à 95°, durant 15 minutes. Après un dernier lavage à l'eau froide, on les immerge dans l'eau-de-vie. Enfin, après 6 semaines d'imbibition, on ajoute aux bocaux, exactement remplis d'alcool, 125 à 250 grammes de sucre par litre (1).

APÉRITIFS

L'usage de ces liqueurs non sucrées, fortement aromatiques et spiritueuses, est très répandu en France ainsi que dans les colonies françaises. Chacun des pays buveurs d'alcool possède toute une gamme de liqueurs apéritives. A l'absinthe et aux amers des Français, répondent les cocktails et les mélanges bigarrés des Anglo-saxons, etc., etc.

On consomme rarement les apéritifs à l'état « pur ». Le plus souvent, on y ajoute soit un sirop, soit du sucre, et on les étend plus ou moins d'eau. Leur composition est en général des plus complexes.

Bitters et amers. — Ce sont des apéritifs dont l'arome et la saveur sont empruntés aux substances amères et aux substances poivrées. L'écorce d'oranges amères entre dans la composition de la majorité d'entre eux.

---

(1) Nous engageons le lecteur qui désirerait se documenter plus complètement, à consulter l'ouvrage de M. X. Roques. Eaux-de-vie et Liqueurs. *Biblioth. de la Revue des sciences*, 1898.

AMER PICON (pour 10 litres).

Calamus aromaticus.	8^{gr}
Écorces d'oranges amères.	250
Quinquina gris.	10
Colombo.	1 500
Cardamome.	0 500
Aloès.	0 500
Zeste de citrons frais..	1/2 ^{1}
Alcool à 95°.	2
Eau.	0 500

Passer à l'alambic et ajouter au produit :

Infusion de gentiane.	0,100
Amertume de curaçao.	0,300
Infusion d'oranges fraîches	0,200
Liqueur de curaçao..	0,500
Esprit d'oranges fraîches.	0,200
Infusion de coings.	0,300
Caramel dédoublé.	0,300

Titre alcoolique : 27° (1). De Brevans.

BITTER DE HOLLANDE

Écorces de curaçao de Hollande.	100 ^{gr}
Calamus aromaticus.	25
Aloès socotrin.	25
Alcool à 90°..	5^1 650
Bois de Fernambouc.	200 ^{gr}
Eau.	4^1 350

Laisser infuser 24 heures, ajouter ensuite 1^{gr},500 d'alun de Rome. Filtrer.

Absinthes. — La liqueur d'absinthe théorique est une teinture concentrée de plantes fortement aromatiques,

_____

(1) Ce titre nous semble faible et nous adopterions volontiers celui que donne M. Roques pour les amers, soit 40°.

appartenant surtout aux Composées, aux Ombellifères
et aux Labiées ; la *grande absinthe* (artemisia absinthium.
Linn.) y domine.

Le mot absinthe dérive du grec κᾰσινθίον, non potable,
imbuvable.

L'absinthe s'appelait au moyen àge aluyne ou aluine,
d'un mot hébreu qui signifie « chose amère » et dont
l'on retrouve le radical dans le grec ἀλόη (aloès). Jusqu'au XIXᵉ siècle elle ne fut considérée que comme un
médicament (eau d'absinthe).

Il existe de nombreuses formules de liqueur d'absinthe ; chaque fabricant en possède une. Toutefois, on
retrouve dans la plupart des recettes, les plantes fonda-
mentales suivantes : grande absinthe, petite absinthe (1)
anis, fenouil, hysope. La petite absinthe et l'hysope
sont employées à titre de colorants.

Ainsi que les liqueurs dont il a été question plus
haut, l'absinthe peut être préparée en ajoutant au véhicule hydroalcoolique les essences correspondant à
chacune des plantes que l'on vient d'énumérer. D'où
les deux catégories d'absinthes par *distillation* et d'absinthes par *essences*.

Le titre alcoolique des absinthes varie de 45 à 75°, et
la qualité *commerciale* de la liqueur est d'autant plus
grande que le titre est plus élevé (absinthes ordinaires,
1/2 fines, fines). Les absinthes dites *spéciales*, absinthes
Suisse, de Pontarlier, de Montpellier, de Lyon, de
Besançon, etc., se distinguent par la composition un
peu particulière de leur arome (v. tableau ci-après) :

---

(1) *Artemisia pontica* (Linn.) moins amère et d'arome plus discret que
la grande absinthe.

ABSINTHES PAR DISTILLATION (d'après Brevans et autres)

MATIÈRES PREMIÈRES (PAR 10 LITRES)	ABSINTHE ORDINAIRE	AUTRE	DEMI-FINE	AUTRE	FINE	PONTARLIER	FOUGEROLLES	SUISSE (BLANCHE)
	gr.	gr.	gr.	gr.	gr.	gr.	gr.	gr.
Grande absinthe	500	250	250	250	250	250	260	275
Petite absinthe	60	»	100	100	50	100	66	112
Anis vert	300	200	400	400	500	500	750	25
Racines ou semences { Angélique	40	»	12	»	»	»	»	55
Racines ou semences { Fenouil	300	»	»	200	200	500	410	525
Hysope	60	50	50	50	100	300	60	110
Mélisse	80	»	»	»	»	50	75	»
Menthe	80	»	»	50	»	»	»	»
Réglisse en poudre	80	50	50	»	»	»	»	»
Citronnelle	»	»	50	»	»	»	»	»
Badiane	»		Coloration comme ci-contre.	200	100	»	»	»
Coriandre	»	Coloration avec bleu d'indigo ou		100	100	»	66	100
Véronique	»			Coloration comme ci-contre.	100	»	»	55
Genepi	»				Coloration comme ci-contre.	»	»	55
Camomille	»					»	»	25
Degré alcoolique		48°	40°	53°	65°	74°	74°	74°

ABSINTHES PAR ESSENCES

ESSENCES	ORDI-NAIRE	AUTRE	DEMI-FINE	AUTRE	FINE	AUTRE
Essence de grande absinthe..	3^{gr}	6^{gr}	3^{gr}	6^{gr}	3^{gr}	6^{gr}
— petite absinthe..	»	»	I	3	I	3
— anis....	I	»	3	12	10	25
— badiane...	5	12	0 20	6	10	30
— fenouil...	I	2	1 50	3	3	6
— menthe...	»	»	0 50	I	»	»
— hysope...	»	»	0 20	»	0 60	»
— angélique...	»	»	6	»	»	»
— coriandre...	»	»	0 20	I	0 20	»
— mélisse...	»	»	»	»	»	I
alcool à { 90°..	5^{l}100	»	»	12^l	0 60	»
{ 85°..	»	11^l	6^{l}200	»	7^{l}5	15^l
Eau....	4^{l}900	9^l	3^{l}800 (1)	7^{l}6	2^{l}5 (2)	5^l

(1) 53 degrés.
(2) 63 —

Voici d'après M. Adrian (thèse de Charpine) les doses d'alcool pur et d'essences diverses contenues dans chaque verre d'absinthe de 30 centimètres cubes :

	ALCOOL PUR	ESSENCES DIVERSES	ESSENCE D'ABSINTHE
Absinthe ordinaire..	14,3	0,030	0,005
— demi-fine.	15 »	0,046	0,010
— fine.	20,4	0,084	0,010
— Suisse..	24,2	0,085	0,010

CHAPITRE II

TOXICOLOGIE DES ALCOOLS, DÉS AROMES ET DES BOISSONS EN GÉNÉRAL

Dans ce chapitre, il convient d'étudier, en allant du simple au composé, les doses et effets toxiques de l'alcool éthylique ; ceux de ses congénères, et enfin ceux des boissons plus ou moins complexes qui en sont les véhicules. Ces boissons empruntant une partie de leur pouvoir toxique à des substances étrangères à la classe des alcools, il deviendra nécessaire d'insister aussi sur ces composants hétérogènes (furfurol, aldéhyde, essences).

§ I. Intoxication aiguë

Alcool éthylique. — Le premier auteur qui se soit occupé de déterminer le pouvoir toxique de l'alcool éthylique, semble être Camérarius (1699). Postérieurement, Fr. Petit (Lettres d'un médecin des hôpitaux du roi, 1710) constate que l'alcool injecté dans les veines d'un animal provoque une mort rapide. Les travaux qui parurent depuis cette époque ont trait surtout à l'action physiologique générale de l'alcool de vin. Il faut arriver aux recherches de Lussana et Albertoni (1874) pour rencontrer des résultats expérimentaux précis sur la question de toxicité. Les physiologistes italiens, ayant administré l'alcool éthylique par la voie stomacale, estiment à 6 grammes par kilogramme d'animal la dose capable d'amener la mort.

Mais la première étude de toxicologie pure entreprise sur notre sujet avec une certaine rigueur de méthode est celle de MM. Dujardin-Beaumetz et Audigé (*Sur la puissance toxique des alcools*, 1879).

Ils s'étaient proposé de déterminer la « dose toxique limite », c'est-à-dire la *quantité d'alcool éthylique absolu qui, par kilogramme du poids du corps de l'animal, est nécessaire pour amener la mort dans l'espace de 24 à 36 heures*, avec un abaissement graduel et persistant de température (1).

Ils expérimentaient sur le chien et adoptaient de préférence la voie hypodermique. L'ingestion stomacale provoque en effet des vomissements et l'injection veineuse des coagulations qui vicient les résultats. Les phlegmons consécutifs à l'injection sous-cutanée, n'ont qu'une influence limitée, bien qu'indéniable, sur l'issue fatale, lorsqu'on se tient dans les courtes limites de 24 à 36 heures.

Dans une série d'expériences, ils injectèrent l'alcool pur ; dans une autre, l'alcool dilué, soit dans l'eau glycérinée, soit dans l'eau pure (v. tableau, p. 51).

Dujardin-Beaumetz et Audigé ont encore déterminé, à l'aide des mêmes procédés, la dose toxique limite de l'alcool méthylique, des alcools supérieurs, de la glycérine, de l'aldéhyde, de l'acétone.

TABLEAUX RÉSUMANT LES RECHERCHES DES AUTEURS

Alcool méthylique. . . . . . . dose tox.	=	7^{gr}
— éthylique.. . . . . . »	7	75
— propylique. . . . . . »	3	80
— butylique . . . . . . »	1	80
— amylique.. . . . . · »	1	50
Glycérine propylique. . . . . »	8,5	9
Acétone. . . . . »		5
Aldéhyde.. . . . . »		1

---

(1) Ce laps de temps est arbitraire ; mais les auteurs font observer que leur but est d'établir entre les différents alcools des termes de comparaison. Ils avouent que l'expression de dose toxique limite, n'a qu'une « valeur relative et comparative ».

ALCOOL ÉTHYLIQUE PUR (injection sous-cut.)
(On n'a relevé que les expériences sur animaux normaux.)

EXPÉRIENCES	QUANTITÉ PAR KGR.	BAISSE DE TEMPÉRATURE		MORT (1)	OBSERVATIONS
		temporaire	définitive		
	gr.	degrés	degrés		
1	1,58	0,4	»	—	»
2	2,34	0,5	»	—	»
3	6,8	2	»	quelques jours	abcès sous-cut.
4	8	2	4,6	36 heures	abcès s. c.
5	7,18	2,70	»	3 jours	»

ALCOOL DILUÉ (glycérine et eau).

1	6	»	4,8	1 jour 1/2	abcès s. c.
2	7,20	»	4,7	30 heures	»

ALCOOL DILUÉ (eau)

1	6,16	5	1,1	1 jour 1/2	»
2	6,57	2	1,4	36 heures	»
3	6,62	3,3	0,10	40 —	»
4	6,63	3,3	1	36 —	»
5	7	2,2	1,3	3 jours	»
6	7,09	3,8	fièvre	39 heures	»
7	7,24	5,6	2,4	2 jours	»
8	7,27	3,4	1,9	2 —	»
9	7,49	4,4	1,8	36 heures	»
10	7,50	5,7	2,7	2 jours	»
11	7,55	11,3	4,3	20 heures	»
12	7,80	»	14,8	24 à 30 heures	»
13	7,83	»	14,4	24 à 30 heures	»
14	7,95	15,7	12,5	25 heures	»
15	8	»	16,2	30 —	»
16	8,50	»	18,4	12 —	Résolution complète en 45 min.
17	14,24	»	fièvre	3 —	Contractions spasmodiques.

VOIE STOMACALE (alcool dilué)

18	2	»	»	survie	vomissements.
19	5,62	»	4,6	24 heures	»
20	4,86	»	»	survie	ligat. de l'œsophage (2).
21	5,51	7,3	5,8	24 heures	—
22	5,65	»	3,5	3 heures 1/2	ligat. convulsions.
23	6,25	»	6,3	moins de 20 h.	—

(1) Dujardin et Audigé notent, comme cause de mort plus rapide, le froid ambiant.

(2) Les auteurs admettent que la rapidité relative de la mort, dans ces cas, est en partie due au traumatisme opératoire.

Ils ont assimilé les accidents toxiques dus à la glycérine (glycérisme) à ceux de l'alcoolisme et ont montré
que les lésions anatomiques sont identiques pour les
deux intoxications.

Depuis les travaux de Dujardin-Beaumetz et Audigé,
nous n'avons à retenir que deux séries de recherches
présentant une réelle valeur scientifique, celles de
M. Daremberg et surtout celles de MM. Joffroy et Serveaux, encore en cours.

Toutes les autres méritent plus ou moins les reproches
que leur adresse le Dr Anthcaume (*Thèse,* Paris, 1897).
« Dans la hâte à donner au problème (de la toxicité de
« l'alcool) une solution qui puisse servir à la prophylaxie
« de l'alcoolisme, jusqu'ici la plupart des cliniciens et
« des expérimentateurs ont fait connaître les résultats
« de leurs investigations sans attacher, semble-t-il, une
« importance suffisante à la valeur respective des voies
« et des moyens employés par eux pour édifier leurs
« recherches. Beaucoup d'entre eux se sont contentés
« de résultats approximatifs et par suite critiquables :
« beaucoup aussi ont confondu la mesure de la toxicité,
« mesure qui doit être mathématique, et la symptoma-
« tologie de l'intoxication, ce qui est une donnée véri-
« tablement clinique. On a voulu résoudre le problème
« sans le bien définir ; on a voulu comparer les effets
« physiologiques de substances chimiques qui ne sont
« pas comparables... »

Certaines discussions, dont on trouvera le compte
rendu dans le Bulletin de l'Académie de médecine (1895
3e série XXXIV), ont même fait ressortir l'absence à peu
près totale de méthode chez la plupart de ceux qui ont
prétendu traiter la question de la physiologie des boissons alcooliques.

M. Daremberg (*Bulletin de l'Académie de médecine,*
1895, — *Archives de médecine expérimentale,* même
année) après avoir réfuté plusieurs critiques surannées,
touchant la méthode expérimentale en général, fait le

procès de certains moyens d'intoxication, tels que l'ingestion buccale chez le lapin. Il montre que par ce procédé on introduit le liquide non pas dans l'estomac, mais dans les bronches, d'où résulte une prompte asphyxie, une inhibition mortelle.

Il préconise la voie veineuse et emploie des mélanges hydroalcooliques au titre de 9 à 38 pour 100. Les coagulations que produisent les injections de cette nature sont aussi le fait des liquides les plus inertes et il en conclut qu'elles sont les « témoins et non les causes » des accidents expérimentaux.

Il résulte de ses recherches sur la toxicité de l'alcool éthylique qu'il ne tue pas les lapins de 2 kilogrammes à la dose de 10 centimètres cubes, par la voie intraveineuse (1).

Les travaux de MM. Joffroy et Serveaux offrent une tout autre précision. Ils ont été entrepris avec des garanties spéciales de rigueur scientifique. Ces auteurs ont, au préalable, essayé d'établir un déterminisme expérimental inattaquable, d'édifier une méthode à l'abri de toute critique.

Les procédés qu'on employait avant eux étaient passibles d'objections capitales. Les voies hypodermique, intramusculaire, intraveineuse et stomacale, adoptées pour l'introduction de la substance en expérience, sont défectueuses : elles donnent des résultats inconstants, contradictoires et viciés de toutes manières. La voie hypodermique est l'origine de ces vastes décollements cutanés, avec inflammation et abcès, qui avaient causé déjà de nombreux mécomptes à MM. Dujardin-Beaumetz et Audigé et fait condamner radicalement la méthode par M. Daremberg. Elle est douloureuse et pro-

---

(1) Nouveau procédé de mensuration de la toxicité des liquides par la méthode des injections intraveineuses. Application à la détermination de la toxicité des alcools. *Archives de méd. expérim.*, n° 5, 1er septembre 1895.

voque des réactions nerveuses qui masquent l'action
propre de la substance injectée (Bouchard).

L'ingestion stomacale avait été rejetée par ces mêmes
auteurs et ils ne l'ont employée que comme moyen de
comparaison : elle amène de fréquents vomissements
que la ligature de l'œsophage supprime, il est vrai,
mais au détriment de la vitalité de l'animal ; l'absorption est trop lente et laisse à l'organisme le temps de
se défendre. Aussi l'injection stomacale n'a-t-elle guère
d'utilité que dans l'étude de l'intoxication chronique.

Avec les injections intramusculaires, comme avec les
injections sous-cutanées et l'ingestion stomacale, on
ignore la quantité de poison qui imprègne l'organisme (Bouchard. *Leçons sur les autointoxications* 1887)
et la vitesse de cette imprégnation. Il en est de même
pour la voie péritonéale. « La nécessité de la présence
« de la *totalité* du poison dans le sang montre bien que
« si l'on veut faire des mensurations exactes, il faut
« adopter exclusivement les injections intraveineuses
« et rejeter les injections sous-cutanées et intramuscu-
« laires. Dans les injections interstitielles, en effet, on
« connaît bien la quantité de poison injectée, mais on
« ne sait rien sur la vitesse de résorption et les variations
« de cette vitesse ; on ne peut évaluer à aucun moment
« la dose de poison contenue dans le sang. De plus,
« pendant cette résorption, il y a élimination en
« dehors de l'organisme (1). Enfin l'introduction sto-
« macale ou sous-cutanée des alcools est susceptible
« de produire des coagulations dans les veines. »
(J. et S.)

MM. Joffroy et Serveaux ont adopté la voie veineuse,
mais avec un modus faciendi nouveau et à l'abri des
critiques ordinaires. D'abord ils remplacent la serin-
gue par un vase de Mariotte, lequel fournit une pres-

---

(1) Par les reins et les poumons.

sion constante et, par suite, donne au débit une vitesse
uniforme et mesurable (ce qu'on obtient en élevant le
vase à une hauteur déterminée). La vitesse optima de
l'injection est de 1 centimètre cube par minute et par
kilogramme d'animal. Plus grande, elle amènerait des
désordres mécaniques dans les vaisseaux et les viscères (*toxicité de vitesse* de Dastre et Loye) ; plus petite,
elle permettrait l'élimination d'une quantité plus ou
moins notable de poison par les émonctoires.

D'autre part, afin d'obvier aux coagulations intravas-
culaires ou intracardiaques qui se présentaient comme
le principal grief contre la voie veineuse, ils ont mis à
profit le pouvoir anticoagulant de l'extrait de sangsues,
signalé et étudié par Haycraft (Birmingham med. Re-
view, mai 1885).

La formule de leur extrait est la suivante :

Têtes de sangsues hachées..	n° 8
NaCl.	8 grammes.
Eau.	1 litre.

Faire macérer 4 à 6 heures et filtrer.

On peut injecter impunément dans les veines d'un
lapin 599^{gr},29 par kilogramme d'animal, de ce liquide.

Pour mesurer la quantité de substance en expérience
à injecter, les auteurs pèsent l'animal avant et après l'injection, en tenant compte de l'urine émise.

Enfin MM. Joffroy et Serveaux ont élucidé la question du choix de l'animal, qui préoccupait fort la plupart de leurs devanciers. Leur dispositif instrumental et
leur méthode, leur a permis de démontrer que les équivalents toxiques des alcools (intoxication aiguë) pour
le chien, le lapin et le cobaye sont sensiblement égaux,
et de confirmer l'assertion de M. Daremberg : « l'animal
« de choix est celui qui paraît à chaque expérimen-
« tateur le plus facile à manier ».

Ainsi pourvus d'une technique rationnelle, MM. Joffroy et Serveaux avaient encore à fixer certaines don-

nées du problème, dont les critiques du Dr Antheaume
(v. p. 52) font comprendre l'importance. Il restait à
définir, par exemple, l'intoxication aiguë, à en tracer les
limites. La définition que nous donnent MM. Joffroy et
Serveaux de l'*équivalent toxique* (*dose toxique limite* de
Dujardin-Beaumetz et Audigé) est la suivante : l'équivalent toxique d'un corps est la quantité minima de
matière toxique qui, contenue *entièrement* à un moment
donné dans le sang d'un animal, tue fatalement un kilogramme de matière vivante.

Les expériences préparatoires qui ont abouti à cette
conclusion leur avaient en effet montré l'importance
des deux conditions corrélatives suivantes : présence
intégrale du poison dans le sang et choix d'une vitesse
optima de l'injection.

La présence « actuelle » de la totalité du poison dans
le sang, milieu intérieur des animaux, est absolument
indispensable. Si, par exemple, comme cela se produit
fréquemment au cours des expériences, l'animal injecté
se met à uriner, il y a expulsion au dehors d'une
certaine quantité du poison, et la dose injectée qui
dans ces conditions amène la mort ne saurait être
évidemment que supérieure à la dose toxique réelle.
Elle est d'autant supérieure, que l'élimination a été
plus abondante (1).

En conséquence, l'injection doit être faite assez vite
pour que l'élimination n'ait pas le temps de se produire ;
mais assez lentement aussi pour que le poison ait le
temps d'agir *complètement* sur l'organisme.

Le procédé d'intoxication, qui consiste à injecter la
matière toxique dans les veines d'un animal jusqu'à ce
que l'on observe les signes de la mort certaine (arrêt

---

(1) L'élimination par exhalaison pulmonaire est forcément insignifiante,
étant donné le peu de durée des expériences.

du cœur et de la respiration) n'a qu'une valeur relative, même lorsqu'on observe dans la mesure du possible les conditions précédentes. Il est certain que cette injection continue a introduit un excès de poison dans le sang et fournit un équivalent toxique trop élevé (1). En effet, rien ne prouve que si l'on eût interrompu l'injection avant l'arrêt complet du cœur et de la respiration, la mort ne se fût pas produite quand même. « Il y a donc lieu de chercher à déterminer l'instant « précis où l'animal a reçu exactement la quantité de « poison *suffisante* et nécessaire pour mourir ; de telle « façon que si l'on arrête l'injection à ce moment, la « mort survienne à bref délai. » (J. et S.)

Ces considérations ont amené MM. Joffroy et Serveaux à distinguer deux équivalents toxiques : le premier, qu'ils nomment équivalent toxique « expérimental », correspond à la quantité de poison qu'on peut injecter pour provoquer la mort d'un kilogramme d'animal, lorsqu'on prolonge l'injection jusqu'à l'arrêt définitif de la respiration. Le second, qui mesure la toxicité vraie et qui, pour cette raison, a reçu le nom d'équivalent toxique « vrai », n'est autre chose que la quantité nécessaire et suffisante pour déterminer *par elle-même* la mort d'un kilogramme d'animal dans un *court délai*.

La mensuration de la toxicité expérimentale ne fournit que des résultats relatifs, avons-nous dit, mais il n'est pas moins vrai qu'*elle donne des renseignements sur le sens dans lequel la toxicité varie et qu'elle suffit à montrer qu'un alcool est plus toxique qu'un autre alcool...* (J. et S.).

D'autre part l'équivalent toxique expérimental est le seul qu'on puisse déterminer dans certains cas, par

---

(1) Ne pas oublier que l'équivalent toxique varie en raison inverse de la toxicité.

exemple lorsqu'on ne possède qu'une faible quantité de poison. La recherche de l'équivalent vrai nécessite, en effet, des expériences multiples et de nombreux tâtonnements.

Voici les équivalents toxiques *expérimentaux* de quelques alcools obtenus par MM. Joffroy et Serveaux à l'aide de leur méthode :

1° Alcool éthylique : 12,65 ; 12,18 ; 11,69 ; 10,32 ; 10,51 ; 11,69 ; 12,48.

Moyenne, 11^{cc},70.

On remarquera que les différences entre ces chiffres sont loin d'atteindre les oscillations de 1 à 3 que l'on notait avec les injections intraveineuses ordinaires.

MM. Joffroy et Serveaux sont arrivés à des résultats identiques avec l'alcool rectifié, à peu près pur, du commerce, quelle qu'en fût l'origine : pommes de terre, grains, etc., etc.

2° Alcool méthylique. — Trois alcools méthyliques de provenance et d'odeur un peu différentes ont donné la moyenne suivante :

Le 1er	23,75.
Le 2^e	26,75.
Le 3°	25,55.

D'après MM. Joffroy et Serveaux ces chiffres arriveront à se confondre lorsqu'on pourra expérimenter un alcool méthylique chimiquement pur.

3° Alcool propylique, pur normal 3,40.

4° Alcool isobutylique 1,45.

5° — amylique 0,63.

Toutes ces évaluations corroborent celles de Dujardin et Audigé et satisfont à la loi de Rabuteau (augmentation de la toxicité avec le point d'ébullition et le nombre d'atomes de carbone).

M. Picaud a confirmé (1897) ces résultats pour certains animaux situés au bas de la série zoologique :

poissons, batraciens, oiseaux. L'auteur ajoutait une certaine quantité des différents alcools ou de leurs vapeurs au milieu où vivaient les sujets en expérience. Il a trouvé les chiffres relatifs suivants :

	TOXICITÉ RELATIVE
Alcool méthylique.	2/3
— éthylique.	1
— propylique.	»
— butylique.	3
— amylique.	10

D'ailleurs, dès 1895, un journal scientifique de Tokio publiait un mémoire de M. Tsukamoto sur le même sujet, mémoire dont nous donnons ici le résumé :

TÉTARDS DE BUFO VULGARIS		IMMOBILITÉ	SURVIE	MORT
Alcool allylique	0,1 0/0.	en 90' ou 2 h.	»	en moins de 24 h.
— amylique	0,1	en 20 à 25'	»	en 24 heures
— butylique	0,1	en 1 h	générale	»
— —	0,3	»	»	générale
— propylique	0,1	»	générale	»
— —	0,5	»	1 sujet	2 s.
— —	0,7	»	»	3 s.
— isopropylique	0,7	»	2 s.	1
— éthylique	0,1	»	pas d'effet	»
— —	0,3-1	»	effet nuisible	»
— —	1,5	»	»	générale
— méthylique	0,1	»	pas d'effet	»
— —	1	»	effet nuisible	»
— —	2,5	»	»	générale

CRUSTACÉS ET INFUSOIRES		SURVIE	MORT
Alcool allylique	0,005 o/o. .	»	en 24 heures
— amylique	0,01 . .	quelques individus	quelques individus
— —	0,5 . .	»	mort générale
— butylique	1 . .	»	mort lente
— isobutylique	0,5 . .	»	mort plus lente
. — butylique	1 . .	»	
— isobutylique	1 . .	»	en 2 ou 3 jours (le propylique le plus lent)
— propylique	1 . .	»	
— isopropylique	1 . .	»	
— éthylique	1 . .	»	»
— —	3 . .	»	mort
— méthylique	1 . .	survie après 4 jours	»
— —	3 . .	»	mort

L'expérimentateur conclut que, d'une façon générale, l'alcool méthylique est moins toxique que l'alcool éthylique et infirme ainsi les assertions de Dujardin-Beaumetz (1). L'alcool allylique paraît être le plus toxique pour les formes de la vie soumises aux expériences précédentes.

A propos des effets toxiques des alcools sur les organismes inférieurs, nous croyons utile et intéressant, de rappeler que les levures elles-mêmes sont tuées par l'alcool. La fermentation s'arrête dans un liquide renfermant plus de 15 pour 100 d'alcool. Quant aux divers champignons (bactéries et moisissures) qui reprennent et transforment l'alcool élaboré par les levures, ils n'agissent plus dans les alcools concentrés.

Si le coefficient de toxicité expérimentale n'a qu'une importance relative, il en va tout autrement pour l'équivalent de toxicité vraie. C'est le seul qui intéresse le physiologiste, le toxicologue, « car peu importe de « savoir quelle est la dose qu'on peut injecter jusqu'à

---

(1) Voy. tableau, p. 50.

« la dernière respiration et le dernier battement de
« cœur : ce qu'il nous faut savoir ici, c'est quelle est
« la dose qui tue. » (J. et S.)

Pour rechercher la toxicité vraie, on introduit, par la
voie veineuse, une certaine quantité de poison en suivant
le manuel opératoire exposé à propos de la toxicité
expérimentale. Si l'animal résiste, après avoir présenté
des symptômes plus ou moins graves, on augmente
progressivement les doses ultérieures, jusqu'à ce que
l'on atteigne celle qui provoque la mort certaine.

Le coefficient toxique vrai est évidemment situé entre
la dernière des doses qui laisse toujours, ou presque
toujours, la survie et celle qui amène toujours, ou presque toujours, la mort. Les approximations, minimes dans
tous les cas, traduisent les légères variations de résistance des sujets en expérience.

Voici quelques-uns des résultats obtenus par MM. Joffroy et Serveaux dans leurs recherches sur la toxicité
vraie de l'alcool éthylique pur « du commerce » et du
même alcool « chimiquement pur. »

ANIMAL	COEFFICIENT DE L'ALCOOL DU COMMERCE	COEFFICIENT DE L'ALCOOL D'INDUSTRIE chimiquement pur
Chien..	Voisin de $7^{cc},90 = 6^{gr},36$ par kgr.	Voisin de $6^{gr},92$
Lapin..	6 20	6 52

MM. Joffroy et Serveaux ont pris soin de noter les
symptômes présentés par les animaux intoxiqués et,
pour l'alcool éthylique en particulier, ils les décrivent
comme il suit.

Les troubles thermiques ne font jamais défaut. L'abaissement de la température est souvent considérable. La
mort est constamment survenue lorsque la température
descendait au-dessous de 24°. Ce fait explique pourquoi

il faut faire les expériences à l'abri du froid extérieur (soit à 15 ou 17°), qui viendrait ajouter ses effets à l'action hypothermisante du poison. Dujardin-Beaumetz et Audigé s'étaient d'ailleurs appesantis sur cette nécessité.

Les troubles de la respiration sont constants, eux aussi. Il y a d'abord accélération des mouvements respiratoires ; mais elle fait bientôt place à un ralentissement souvent fort marqué. Il ne se produit plus que 3 à 4 mouvements par minute. On constate même des pauses de 10 à 15 minutes. C'est encore là un fait sur lequel ont insisté Dujardin-Beaumetz et Audigé.

Il est possible, par la respiration artificielle et les tractions rythmées de la langue, de rappeler à la vie les animaux intoxiqués. Les troubles cardiaques suivent à peu près la même marche que ceux de la respiration.

Du côté de la motricité, on note une paralysie, tantôt flasque, tantôt accompagnée de roideur, qui atteint surtout les membres postérieurs.

Les phénomènes convulsifs sont fréquents, mais non constants. Ils consistent soit en un tremblement qui se généralise plus ou moins, soit en convulsions rythmées. Il ne se produit pas d'épilepsie nette.

Du côté de la sensibilité, on constate la perte des réflexes et de la sensibilité générale. Les troubles oculaires les plus constants sont des mouvements convulsifs (nystagmus). Ils se montrent dès qu'on déplace la tête de l'animal. Il y a du myosis ou, plus souvent, de la mydriase.

Le tube digestif de l'animal intoxiqué se congestionne fortement et les selles deviennent sanglantes.

Comme troubles sécrétoires et excrétoires, on note de la salivation, à laquelle succède de la sécheresse. Il y a constamment de l'hypersécrétion bronchique.

Quand l'animal résiste à l'intoxication aiguë expérimentale, le retour à la santé s'opère en deux ou trois

jours. Les premières selles ont alors une odeur extrêmement fétide.

Lorsque l'animal meurt, l'autopsie décèle une congestion généralisée (cerveau, tube digestif, poumons).

Alcools divers (*méthylique et supérieurs*). — A propos
de l'alcool éthylique nous avons donné les chiffres qui
représentent la toxicité expérimentale de l'alcool méthylique, son inférieur immédiat, et l'on a pu se rendre
compte que ce dernier a un pouvoir nocif notablement
plus faible. Les esprits de bois du commerce sont des
mélanges plus ou moins composites et par conséquent
de toxicité fort variable. La chimie est cependant par-
venue à les purifier à peu près complètement et à les
débarrasser de leur odeur empyreumatique, si bien qu'à
l'heure actuelle ils ont pu entrer dans la consommation.

MM. Dujardin-Beaumetz et Audigé après avoir établi
que « pour des alcools ayant *la même origine* (alcools de *fer-*
« *mentation*) l'action toxique est d'autant plus grande que
« leurs formules atomiques sont plus élevées (1) »,
concluent ainsi au sujet de l'alcool méthylique (alcool
de distillation directe). « En résumé, si nous restons
« dans les termes que nous avons posés, nous voyons
« que l'alcool méthylique, quoique occupant dans l'é-
« chelle atomique un degré moins élevé que l'alcool
« éthylique, est cependant *plus toxique* que ce dernier.
« C'est là une infraction à la loi qui veut que, dans une
« série de corps analogues, les plus toxiques soient ceux
« qui renferment le plus d'atomes, loi dont nous avons
« trouvé pour les alcools fermentés la confirmation
« presque mathématique. » (V. p. 50).

---

(1) Dès 1870, Rabuteau « avait admis comme probable que, dans *toute*
« *la série alcoolique* qui a pour *formule* $C^nH^{2n+2}O$, l'action toxique
« doit être d'autant plus élevée que le groupe CH est représenté un plus
« grand nombre de fois » (D. et A.).

Il appartenait à MM. Joffroy et Serveaux de prouver que l'alcool méthylique ne fait pas exception à la loi rappelée par Dujardin-Beaumetz et que cette loi est absolue. Ils lui ont trouvé comme équivalent toxique vrai, 9 pour le chien et 10,90 seulement pour le lapin.

Il convient de noter que Rabuteau (*Éléments de toxicologie* 1873), dans sa classification toxicologique des alcools, plaçait en tête l'alcool méthylique, comme le moins actif de la série, confirmant ainsi les conclusions de Cros (*Action de l'alcool amylique sur l'organisme.* 1863).

Richardson (*On alcohol,* 1875) émet un avis semblable, sans toutefois fournir de chiffres. Il ne saurait être ici question de l'alcool méthylique pur : Dujardin-Beaumetz et Audigé, en effet, avaient déjà constaté une différence de 15 pour 100 dans les pouvoirs toxiques respectifs de deux alcools méthyliques de provenance et de rectification différentes.

Les symptômes de l'empoisonnement aigu par l'alcool méthylique, sont de même ordre que ceux que provoque l'alcool éthylique (D. et Audigé).

MM. Joffroy et Serveaux n'ont pas encore publié les résultats de leurs recherches sur l'équivalent toxique vrai des alcools supérieurs et nous devons nous en tenir provisoirement aux chiffres qu'ils nous ont fournis au sujet de leur toxicité expérimentale.

Pour les symptômes de l'intoxication par les alcools supérieurs les plus ordinairement mêlés à l'alcool éthylique dans les boissons usuelles, nous devons surtout nous en rapporter aux patientes études de MM. Dujardin-Beaumetz et Audigé. Le manuel expérimental de ces auteurs, bien que tombant sous les critiques que nous avons développées plus haut, n'en a pas moins fourni des résultats intéressants et dont il faut tenir compte.

Or ils concluent que l'ensemble symptomatique (refroidissement, paralysies, congestions viscérales) est à peu près le même qu'il s'agisse de l'alcool éthylique ou de ses congénères les plus proches et que « les seules variations observées consistent simplement dans la rapidité des phénomènes et dans leur intensité. »

Ils ont étudié un isoalcool, le seul d'ailleurs qu'à leur époque (1875) on pût obtenir pur, l'alcool isopropylique. Les effets toxiques de ce dernier se sont trouvés semblables à ceux de l'alcool propylique.

MM. Joffroy et Serveaux n'ont publié que des observations provisoires, au sujet du processus clinique de l'intoxication par les alcools supérieurs. D'après eux, ces alcools amèneraient un coma rapide, tandis que l'alcool éthylique provoquerait des convulsions presque constantes mais de petite étendue. D'autre part, un alcool éthylique additionné d'alcools supérieurs produirait un coma sans convulsions.

Impuretés diverses. — Furfurol. — MM. Joffroy et Serveaux ont déterminé (juin 1896) l'équivalent toxique vrai du furfurol ou aldéhyde pyromucique chez le chien et chez le lapin. Pour le premier de ces animaux, il est de 0,20 environ et, pour le second, de 0,14.

Dans l'intoxication aiguë par le furfurol, on note une respiration laborieuse avec pauses de 1 à 3 minutes. Il se produit ensuite une accélération, avec variations d'intensité. Les poumons se congestionnent. Quant aux pulsations cardiaques, elles sont ralenties, affaiblies et un peu irrégulières.

A propos du furfurol, dont certains physiologistes et hygiénistes ont fait un véritable épouvantail, MM. Joffroy et Serveaux émettent cette remarque: « En admet-
« tant, disent-ils, que l'homme soit aussi sensible que
« le lapin, il faudrait environ 10 grammes de furfurol
« présent dans le torrent circulatoire pour tuer un
« homme de 70 kilogrammes, c'est-à-dire un chiffre
« infiniment supérieur à ce que l'on indique dans un
« litre d'alcool de table (v. p. 30). Aussi, la puissante
« toxicité de ce produit ne doit-elle pas faire négliger

« l'étude de la toxicité des autres impuretés de l'alcool
« et de l'alcool éthylique lui-même ».

ALDÉHYDE. — Cette substance, comme on l'a vu, fait
partie des produits de tête, à côté de l'acétone et des
éthers (1). Dujardin-Beaumetz et Audigé lui assignaient
1-1,25 comme dose toxique limite, et MM. Joffroy
et Serveaux, 1,14 comme équivalent toxique expérimental. Les manifestations de l'intoxication par l'aldéhyde
acétique ont été étudiées par Albertoni et Lussana
(1874) ainsi que par MM. Dujardin-Beaumetz et Audigé. Les savants italiens divisent cette intoxication
aldéhydique en trois périodes : excitation, ébriété,
asphyxie. Il y aurait en outre, comme avec l'alcool,
abaissement de la température. Enfin, l'aldéhyde serait
un puissant anesthésique.

D'après Dujardin-Beaumetz et Audigé, les phases de
l'intoxication aiguë par l'aldéhyde seraient les suivantes :
ivresse rapide et titubation, puis raideur des membres
et convulsions ; respiration irrégulière, avec pauses, devenant bientôt très fréquente ; exhalation par l'haleine
de l'odeur caractéristique d'aldéhyde ; dilatation des
pupilles ; insensibilité ; abaissement de la température.
L'absorption du poison se fait avec rapidité, ainsi d'ailleurs que son élimination, grâce, sans doute, à l'intensité
des mouvements respiratoires (élimination pulmonaire).

MM. Dujardin et Audigé expliquent de cette façon
que l'on puisse administrer « en quatre ou cinq re-
« prises, dans l'espace de quelques heures une dose
« d'aldéhyde double de celle qui, donnée en une fois,
« aurait produit une mort immédiate ».

ALCOOLS D'INDUSTRIE. — MM. Joffroy et Serveaux ont
eu l'idée d'étudier le pouvoir toxique des divers liquides alcooliques produits aux différents moments d'une

_____

(1) Pour certains auteurs, les alcools se transformeraient partiellement
dans l'organisme en aldéhyde.

même distillation : goûts de tête à la 1re, 2e et 3e heure ; goût moyen ; bon goût ; cœur ; queues, etc.

Ils ont choisi comme type l'alcool de topinambour, et sont arrivés aux conclusions suivantes :

L'alcool de cœur de topinambour possède un pouvoir toxique identique à celui de l'alcool éthylique pur du commerce, soit 7,80. Les mauvais goûts de tête et de queue ont une toxicité sensiblement égale, dont le coefficient est voisin de 7. C'est dire qu'on a jusqu'ici fort exagéré la toxicité des alcools mauvais goût, comparativement à celle de l'alcool éthylique épuré par la rectification.

Il sera démontré plus loin, que les mauvais goûts et les flegmes d'industrie ne sont pas plus toxiques que les eaux-de-vie naturelles, et aussi, que les eaux-de-vie artificielles à base d'alcool bon goût et de bouquets chimiques ont une toxicité qui dépasse de très peu celle de l'alcool éthylique.

Alcools de consommation (*cognac, rhum, kirsch,* etc.). — Jusqu'ici nous n'avons envisagé que les alcools « de laboratoire ». Il s'agit maintenant, et l'on conçoit sans peine l'importance pratique d'une telle étude, d'examiner sous le rapport de la puissance toxique les alcools de consommation (eaux-de-vie naturelles et de fantaisie).

Nous avons précédemment indiqué la composition de ces breuvages. Nous allons cependant revenir sur leur analyse, car elle suffirait à prouver combien est peu fondée certaine théorie hygiénique, qui fait tenir tout entière la prophylaxie de l'alcoolisme, dans la rectification des alcools de consommation. Elle met encore en lumière l'erreur, tout aussi funeste, de ceux qui innocentent les eaux-de-vie naturelles, pour charger de tous les méfaits les eaux-de-vie à base d'alcool industriel.

Si nous supposons — et il n'existe aucune raison pour rejeter cette hypothèse — que les divers composants des boissons alcooliques ne sont les uns vis-à-vis

des autres ni des correctifs, ni des antidotes, nous pouvons établir l'équation suivante :

Pouv. tox. de l'alcool éthylique + pouv. tox. des impuretés = pouv. tox. de l'eau-de-vie, de la liqueur, etc.

Remplaçons par des chiffres connus les termes géné·
raux de cette égalité et nous obtiendrons le tableau
comparatif ci-dessous (1) :

COGNAC VRAI. Alcool éthylique à 100°　　500ᶜᶜ tueraient 64ᵏ,102 (2)

Éthers..	. . . . .	0,365	—	0 159
Aldéhydes.	. . . .	0,039	—	0 039
Furfurol. .	. . . .	0,006	—	0 043
Alcools supérieurs. .	.	0,994	—	0 662

Un litre de cognac (authentique de 1893) tuerait donc. . .　　65ᵏ,005

KIRSCH VRAI. Alcool éthylique. .　　500ᶜᶜ tueraient 64ᵏ,102

Éthers..	. . . .	0,369	—	0 092
Aldéhydes.	. . .	0,06	—	0 060
Furfurol. .	. . .	0,005	—	0 035
Alcools supérieurs. .		0,472	—	0 314

Un litre de kirsch vrai tuerait donc. . . . .　　64ᵏ,603

EAU-DE-VIE DE CIDRE. Alcool éthylique. .　　500ᶜᶜ tueraient 64ᵏ,102

Éthers..	. . . .	1,23	—	0 307
Aldéhydes.	. . .	0,138	—	0 138
Furfurol. .	. . .	0,005	—	0 035
Alcools supérieurs. .		0,802	—	0 533

Un litre d'eau-de-vie de cidre tuerait donc. . . . . .　　65ᵏ,115

MARC DE BEAUNE (1893). Alcool éthylique. .　　500ᶜᶜ tueraient 64ᵏ,102

Éthers..	. . . .	2,186	—	0 546
Aldéhydes.	. . .	2,594	—	2 594
Furfurol. .	. . . .	traces	—	»
Alcools supérieurs. .		1,252	—	0 837

Un litre de marc tuerait donc. . . . .　　68ᵏ,079

+ 25 à 148 milligrammes par litre de Hcy (0,010 = dose maxima
thérapeutique).

---

(1) V. A. JOFFROY, *Gazette hebdom. de méd. et chirurg.*, 12 nov.
1896; X. ROQUES. *Analyse des alcools et eaux-de-vie*, 1896; Antheaume.
Thèse, 1897.

(2) Nous adoptons, avec Antheaume, le chiffre de 7,80 comme équivalent
toxique de l'alcool éthylique ; celui de 4, pour les éthers ; de 1, pour l'aldéhyde ; et de 1,50, pour les alcools supérieurs.

EAU-DE-VIE DE PRUNES de Lorraine.

Alcool éthylique. .	500cc tueraient	64k,102
Éthers.. 10,492	—	2 623
Aldéhydes. . . . 1	—	1
Furfurol. 0,010	—	0 071
Alcools supérieurs. . 0,605	—	0 403

Un litre d'eau-de-vie de prunes tuerait donc. 68k,198

ALCOOL MAUVAIS GOUT DE TÊTE (analyse de M. Mohler).

Alcool éthylique. .	500cc tueraient	64k,102
Éthers.. 1,338	—	0 335
Aldéhydes. . . . 2,316	—	2 316
Furfurol. . . . . »	—	»
Alcools supérieurs. . »	—	»

Un litre d'alcool mauvais goût de tête tuerait donc. . . . 66k,753

Quant aux eaux-de-vie de fantaisie, si l'on se reporte aux analyses que nous en avons données, on se rendra compte que leur pouvoir toxique doit dépasser de très peu celui de l'alcool éthylique. M. Mohler donne l'analyse d'un rhum de fantaisie, obtenu à l'aide d'une sauce, où les impuretés totales n'atteignent pas vingt centigrammes par litre. Des genièvres de qualité inférieure ne renferment que 1 à 2 millièmes de produits mauvais goût (Depaire).

L'expérimentation *in anima vili* vient-elle corroborer les calculs précédents ?

Dès 1879, S. Stenberg, expérimentant sur des lapins avec de l'alcool éthylique additionné d'alcool amylique à doses croissantes, n'avait pu découvrir de différence notable entre l'action toxique d'un alcool pur et celle d'un alcool contenant 4 pour 100 d'alcool amylique.

En 1888, Strassmann, opérant sur des chiens, a constaté que l'addition de 1 pour 100 d'alcool amylique à l'alcool éthylique pur, accentue à peine les effets de ce dernier. Zuntz (1891) affirme qu'une proportion de 0,3 à 0,4 pour 100 d'alcool amylique dans l'eau-de-vie, reste sans influence (expériences sur l'homme).

M. Joffroy (1896) a comparé la toxicité d'une solution d'alcool éthylique pur, d'un rhum authentique et d'un alcool mauvais goût ramenés au même titre, et il obtient les chiffres suivants :

Alcool éthylique.	7,70
Rhum Martinique..	7,60
Alcool impur mauvais goût.	7,39

Nous pouvons donc répondre à la question posée plus haut : la différence entre l'alcool éthylique pur et les alcools naturels de consommation, sous le rapport de la toxicité, est beaucoup moins grande qu'on le pense. D'une part, en effet, les impuretés des derniers- sont toujours en proportion minime (1), et, d'autre part, l'alcool éthylique, qui constitue la majeure partie d'une eau-de-vie, quelle qu'elle soit, est lui-même très toxique. Autrement dit : ce qui donne aux boissons alcooliques la *plus grande partie* ou pour mieux dire *la presque totalité de leur toxicité*, c'est l'alcool éthylique, car s'il est le moins toxique des composants, il les dépasse tellement en quantité, qu'il joue un rôle prépondérant dans l'intoxication alcoolique (Joffroy).

Déjà d'ailleurs, en 1890, le Dr J. Pippingskiold écrivait : « Nous autres médecins finlandais — et, autant « que je sache, presque tous les médecins du Nord — « sommes d'avis que c'est plutôt le trop haut titre d'al- « cool éthylique que les petites traces d'alcool amylique « et d'autres huiles de nos eaux-de-vie, qui est cause « de l'alcoolisme ».

Retenons ces assertions basées sur des faits indiscutables, car elles nous aideront plus tard à présenter sous

---

(1) « L'expérience a montré, dit M. DEPAIRE (*Bulletin de l'Acad. de méd.*, 1896), que le genièvre de qualité inférieure (flegmes de betteraves plus ou moins aromatisés) ne renferme que 1 à 2 millièmes de produits mauvais goûts, c'est-à-dire que le consommateur qui ingère quotidiennement la dose considérable de un litre de genièvre, boit 380 centimètres cubes d'alcool éthylique et 1 à 2 centimètres cubes seulement d'alcool amylique, et de produits étrangers. »

son véritable aspect le problème de l'alcoolisme et de
sa prophylaxie.

§ II. Intoxication chronique

On peut se demander si les alcools et les boissons
alcooliques, indubitablement toxiques à doses massives, sont capables de produire, à doses réfractées et
avec le temps, autre chose que des troubles fonctionnels *sine materiâ* (comme le tabac par exemple), ou bien,
au contraire, des lésions organiques manifestes, comportant un pronostic grave.

La réponse est malheureusement facile à faire, tout
le monde connaissant aujourd'hui les maladies incurables du cerveau, du foie, etc., causées par l'usage des
boissons de ce genre.

Mais cette notion, d'ordre pathologique, nous importe
actuellement, moins que la connaissance des doses capables de provoquer avec le temps les lésions dont il vient
d'être parlé.

La réalisation expérimentale et l'étude de l'alcoolisme chronique chez les animaux est, selon l'expression
de MM. Dujardin-Beaumetz et Audigé, « une tentative
hérissée de difficultés » ; elle exige de longues années
de tâtonnements et de recherches.

On trouvera l'historique du sujet dans les leçons de
M. Joffroy, recueillies par la *Tribune médicale* (9 févr.
1898). L'on y verra que les expériences de MM. Dujardin-Beaumetz et Audigé (1894), faites sur le porc, n'ont
donné aucun résultat positif au point de vue qui nous
intéresse actuellement (l'évaluation des doses toxiques
propres aux diverses boissons alcooliques et à chacun
de leurs composants) pas plus d'ailleurs que celles des
auteurs plus récents.

MM. Joffroy et Serveaux, en mars 1896, ont repris la
question avec une méthode particulièrement rigoureuse,
avec une plus grande insistance dans l'observation, et
leurs recherches ont non seulement été fécondes au

point de vue de la physiologie et de l'anatomie pathologiques, mais encore elles nous ont déjà fourni des données fort importantes, sur le point de toxicologie dont il
est ici traité (1).

Leurs investigations ont porté jusqu'à ce jour sur les
alcools éthylique, méthylique, amylique, ainsi que sur
l'aldéhyde et sur le furfurol. Elles sont résumées dans
le tableau suivant :

NOM DE L'ALCOOL	ANI- MAUX	QUANTITÉ MOYENNE par jour et par kilogr.	MODE D'INTOXICATION	DURÉE DE L'EXPÉ- RIENCE	SYMPTOMES ET TERMINAISONS
Éthylique (a) (100°).	chien	2ᶜᶜ	régulière	8 jours	troubles psychiques, survie.
	chienne	2	intermittente	1 mois	épilepsie, mort.
	chien	0 80	intoxication grave entretenue par petites doses	8 mois 1/2	mort.
	chien	2 5	régulière	8 mois	survie (légère para- lysie).
Méthylique..	chien	1 à 3ᶜᶜ	»	1 an	urémie, troubles ner- veux, mort.
Amylique.	chien	0ᶜᶜ,50	régulière	8 mois	bonne santé, survie.
Aldéhyde.	chien	0ᵉᵉ,50	régulière	6 semaines	organes lésés, mort accidentelle.
Furfurol.	chienne	0ᶜᶜ,11	intermittente	8 mois et 15 mois	grossesses, survie.
	chien	0,11 puis 0,15	régulière régulière	14 mois 5 mois 1/2	bonne santé. survie.

(a) Rappelons que la dose mortelle pour un chien de 15 kilogrammes, est de
130 à 140 centimètres cubes de cet alcool, en injections intraveineuses (intoxication
aiguë).

(1) M. Laffitte (1891-1892) a soumis des lapins à l'intoxication chronique
par l'alcool éthylique. Le premier est mort au bout de 7 mois, ayant pris 7
grammes d'alcool par kilogramme et par jour ; le second, au bout de 7 mois
et demi, avec 6 grammes par kilogramme et par jour.

Les faits présentés dans ce tableau inspirent quelques remarques intéressantes et inattendues, sans qu'on puisse d'ailleurs en tirer des conséquences définitives. Ils semblent prouver, par exemple, que l'alcool éthylique pur est capable de provoquer, à faible dose, un empoisonnement chronique grave, s'accompagnant de lésions viscérales auxquelles succombe rapidement le sujet. L'alcool méthylique, moins actif que son congénère supérieur dans l'intoxication aiguë, l'égale ou le dépasse dans l'intoxication chronique. Il provoque les mêmes désordres anatomiques.

L'alcool amylique est relativement bien supporté. L'aldéhyde reste un produit dangereux, à déterminations gastro-intestinales et urinaires rapidement mortelles.

Quant au furfurol, dont on connaît la puissance toxique sans pareille dans l'intoxication aiguë, il perd dans l'intoxication chronique ce triste privilège : il ne parvient pas à tuer en 20 mois l'animal qu'il aurait foudroyé en injection intraveineuse, à une dose à peine double.

Cela démontre, dit M. Joffroy, qu'on ne saurait déduire de la comparaison des toxicités des corps, dans les intoxications aiguës, leur puissance toxique dans l'intoxication chronique ; que l'on ne connaît rien encore des lois générales qui relient ces deux ordres de phénomènes : l'empoisonnement lent et l'empoisonnement rapide, brutal ; qu'il faut faire l'étude de l'intoxication chronique des différents corps et en particulier des divers composants des boissons alcooliques, alors même que nous connaissons l'intoxication aiguë (1).

La question de l'idiosyncrasie, de l'hérédité, des

---

(1) Il faudrait réserver un chapitre spécial aux effets toxiques des substances minérales véhiculées par les boissons distillées, les sels de potasse en particulier, si leur étude avait été poussée aussi loin que celle des alcools et dérivés. A l'heure actuelle, nous ne connaissons sur ce sujet que les recherches, très discutées, de MM. Lancereaux et Laffitte. Il en sera de nouveau question à propos de la cirrhose alcoolique.

doses individuelles, des troubles fonctionnels et des lésions dans l'intoxication ressortit évidemment à la pathologie, et, en conséquence, sera traitée plus loin.

§ III. Toxicologie des boissons alcooliques aromatisées et des aromates (*essences*, etc.).

Jusqu'à ce jour, il n'a pas été entrepris, à notre connaissance du moins, de recherches méthodiques sur la toxicité des divers bouquets et essences. Les travaux de Marcé, Magnan, Laborde, Cadéac et Meunier, etc., ont eu surtout pour objet l'action physiologique des diverses essences et leur hiérarchisation au point de vue de l'intensité des effets. Les résultats que ces auteurs ont publiés sont d'ailleurs souvent contradictoires et dépourvus de cette précision mathématique à laquelle doit tendre toute expérimentation. Leur exposé trouvera sa place au chapitre de la physiologie. Pour l'instant, nous devons nous en tenir aux faits acquis, c'est-à-dire à ceux que nous ont présentés MM. Joffroy et Serveaux sur la seule essence d'absinthe, et aux conclusions que ces expérimentateurs en ont tirées.

Les résultats varient avec les alcools où l'on a dissous l'essence. Avec l'alcool méthylique, l'équivalent toxique est de 0,90, et l'on observe des attaques épileptiques très violentes. Avec l'alcool éthylique, l'équivalent atteint 0,25, et l'on note seulement quelques secousses convulsives.

Cet équivalent toxique, sur lequel, dans les conditions indiquées, on ne peut être absolument fixé, n'a sans doute pour l'hygiéniste qu'une valeur très relative, car l'essence d'absinthe entre en bien minime quantité dans les absinthes de consommation. Il est même possible que les autres essences auxquelles elle est mêlée, aient un pouvoir toxique bien plus élevé.

M. Joffroy espère qu'on pourra aisément résoudre la question, grâce à leur procédé, et chercher non plus l'équivalent toxique de l'essence d'absinthe, ce qui n'a qu'une importance théorique, mais celui des diverses absinthes du commerce et des autres boissons aromatiques.

.D'après M. Daremberg, c'est l'essence d'anis qui, dans la liqueur d'absinthe, est l'aromate le plus toxique. Un mélange de 100 grammes d'alcool éthylique à 38° et de de 0^{gr},25 d'essence d'anis, ne fait que griser des lapins de 3 kilogrammes, à la dose de 5 centimètres cubes et même à celle de 7 centimètres cubes. Il en faut 10 centimètres cubes pour les tuer.

Il en faudrait plus de 9 centimètres cubes, lorsque l'essence de badiane remplace celle d'absinthe ; et seulement 8 centimètres cubes, quand il s'agit d'essence d'anis.

Incidemment, nous ferons observer que l'administration française des contributions indirectes estime qu'en 1895, plus d'un tiers des 134 240 hectolitres d'alcool soumis à la dénaturation (1) sont retournés en fraude à la consommation (nous verrons plus loin que cette pratique coupable est encore suivie en Suisse).

On a dit que l'alcool ainsi détourné de sa destination et qui a été chargé de principes éminemment dangereux, l'acétone en particulier, était employé à la confection des spiritueux très aromatisés, tels que l'absinthe, les bitters, etc. Cela se peut ; mais on ne doit pas oublier que l'industrie des liqueurs a trouvé le moyen de le débarrasser facilement des substances dénaturantes, et ne l'utilise guère qu'après l'avoir ainsi *revivifié* et purifié dans une certaine mesure.

---

(1) Cette opération consiste à mêler aux alcools des substances d'odeur infecte, qui en rendent la consommation impossible.

CHAPITRE III

PHYSIOLOGIE DES ALCOOLS ET DES BOISSONS ALCOOLIQUES

§ I. Préambule

A priori, il semble que l'action physiologique des produits de consommation, doive pouvoir se déduire aisément des enseignements de l'expérimentation sur l'animal ou des observations de la clinique humaine.

Etant données, en particulier, les diverses boissons fermentées et distillées, il doit suffire de les faire ingérer tantôt à forte dose, tantôt à dose faible, mais assez longtemps répétée, pour en apprécier l'action utile ou nuisible sur les sujets en expérience.

L'expérimentation pourra procéder de deux façons : soit avec le produit intégral (vin, cidre, bière, liqueurs, etc.), soit avec les divers éléments d'analyse, que la chimie nous a appris à reconnaître dans le composé.

On étudiera par exemple, d'abord, l'action globale de tel vin, de telle bière, puis on recherchera dans les produits indiqués par l'analyse de ce vin, de cette bière, quels sont les éléments à action dominante, soit en bien, soit en mal. On procèdera de même pour les boissons distillés.

Eh bien ! si simple que paraisse ce programme dans cet énoncé sur le papier, il est d'une telle étendue, et d'une telle complexité dans la pratique, qu'à l'heure actuelle, le total des desiderata est de beaucoup plus considérable que celui des faits acquis.

La physiologie des boissons doit embrasser à la fois l'étude de leurs propriétés utiles et celle de leurs propriétés nuisibles. Il est bon d'établir ce principe, car l'attention des auteurs semble avoir été accaparée par l'action toxique, et c'est exclusivement de celle-ci qu'ils se préoccupent. C'est là à coup sûr, pour l'hygiéniste, le côté dominant de la question — et nous y insisterons en temps voulu — ; mais la physiologie ne saurait se limiter à ce seul point de vue.

Boissons fermentées. — Le vin, la bière, le cidre — pour ne parler que des boissons fermentées de consommation courante dans nos contrées — quand ils sont à l'état de produits *naturels*, possèdent certaines propriétés alimentaires. Ne renferment-ils pas des matières extractives azotées, des sels, du glycose et de l'alcool qui, dans un état de dilution en général considérable, agit alors comme un stimulant sans effet nuisible appréciable ? Et, de fait, ces produits *naturels* sont consommés couramment et se combinent à l'alimentation habituelle d'un grand nombre de gens.

Ce qu'il faudrait établir, c'est ceci : l'organisme tire-t-il réellement profit de cette consommation ? Sont-ce là des substances indispensables, utiles ou indifférentes ? On conçoit que sous ce rapport l'expérimentation soit de peu de valeur. De ce qu'on peut, avec ces produits ajoutés à l'alimentation, réaliser, par exemple, plus ou moins vite, l'engraissement d'un animal, il ne s'ensuit pas que ce soit là un gain réel pour son organisme. Il faut ici, en somme, nous en tenir aux faits d'observation chez l'homme. Nous allons envisager uniquement ce qui concerne le *vin*.

Vieille comme l'histoire du vin est l'idée que ce produit donne de la force. Dans Hippocrate nous lisons que « le vin est merveilleusement approprié à l'homme

si, en santé comme en maladie, on l'administre avec
à propos et juste mesure ». De nos jours, avec les
données de chimie, Bouchardat reconnaît que « la complexité des matériaux qui entrent dans la composition
du vin, et qui, à certains égards, se rapprochent de
ceux de l'organisme humain, rend bien compte de son
action restaurante. »

Rien ne saurait infirmer ces assertions ; mais ce qu'on
peut dire, c'est que l'action des boissons fermentées, et
du vin comme des autres, n'intervient dans un régime
alimentaire qu'à titre de supplément ; qu'elle n'est en
aucune façon indispensable. Bien des gens s'en passent,
dont l'activité et la force ne le cèdent cependant en rien
à celles des buveurs de vin.

Admettons donc que les boissons fermentées peuvent
entrer dans un régime à titre de léger supplément ; mais,
si ces liquides renferment quelques principes utilisables,
n'oublions pas que leur usage est trop souvent recher-
ché à titre de stimulant, et qu'ils ne peuvent stimuler
que par l'alcool qu'ils renferment. Or, ici, nous arrivons
en présence d'un composant, l'alcool, plus contestable
dans son action physiologique utilitaire, et, grâce auquel,
le vin, à partir d'une certaine dose, va mériter d'être considéré comme un toxique. Cette dose, quelle est-elle ?
Il est bon de rappeler à ce sujet que la teneur du vin
en alcool est éminemment variable : certains *petits* vins
ne renferment pas plus de 4 à 5 pour 100 d'alcool ; certains *gros* vins en contiennent jusqu'à 13 pour 100 ; et
même, certains vins-liqueurs, jusqu'à 20 et 22 pour 100
(v. p. 16).

L'expérimentation ne nous a rien appris sur la quantité d'alcool normalement tolérable pour l'organisme,
quand cet alcool est dilué dans un vin ; mais, d'une
façon empirique, on peut estimer pour l'homme, à *un*
gramme par kilogramme du poids du corps, en 24
heures, la quantité d'alcool assimilable et éliminable
sans effets nocifs appréciables. C'est ce chiffre qu'ac-

ceptent la plupart des hygiénistes, puis qu'on fixe
à 1 litre de vin par jour environ la consommation d'un
adulte du poids moyen de 65 à 70 kilogrammes. Or,
un litre de vin, au titre moyen de 5 à 7 pour 100,
renferme de 50 à 70 grammes d'alcool, et ajoutons,
en y insistant (1), d'*alcool dilué.*

Voilà quelques « à peu près » sur l'utilité, ou du
moins sur l'effet *indifférent* du vin à une dose moyenne
d'un litre par jour pour un adulte.

Il est entendu que nous parlons d'un vin *naturel* ou,
tout au moins, d'un vin sans excès d'un de ses composants, et surtout sans addition d'un produit nuisible
(conditions qui ne sont pas toujours remplies, tant s'en
faut.)

Passons aux effets nocifs. Théoriquement, au-dessus
d'un litre pour un adulte, mais déjà à dose moindre pour
bien des gens (sédentaires, dyspeptiques, etc.), le vin
devient nuisible par la *quantité d'alcool* qu'il fait ingérer (2). Le vin — comme l'alcool dont il est le véhicule — peut agir par *intoxication aiguë.* Suivant les
aptitudes organiques individuelles, les vins : blanc,
rouge, champagnisé, etc., peuvent produire l'*ivresse,*
avec toutes ses conséquences. Si l'intoxication est répétée
fréquemment, on peut, sous l'apparence d'une certaine
accoutumance, arriver à l'*intoxication chronique,* identique à celle que nous étudierons dans l'alcoolisme
proprement dit.

Le vin porte atteinte aux fonctions digestives avec
une déplorable facilité, surtout quand il est absorbé *à
jeun*; et il faut incriminer ici, non seulement l'alcool,
dont nous apprendrons plus loin à connaître les effets

---

(1) La dilution est un gros argument en physiologie, comme nous le verrons plus loin.

(2) Pour ne pas faire double emploi avec ce que nous dirons des propriétés de l'alcool, nous reportons au chapitre *Physiologie de l'alcool* ce
que nous aurions à exposer ici.

sur la muqueuse digestive ; mais aussi certains principes acides, certains sels de potasse.

L'acidité totale d'un vin peut varier de 1,50 à 5 pour 1 000. Entre 3 et 5 pour 1 000, certains vins deviennent pour ainsi dire intolérables : ils donnent une sensation constrictive pénible ; ils provoquent, chez les sujets sensibles, le vomissement alimentaire ou muqueux, et certaines gastrites se développent parfois rapidement sous leur seule influence.

Peut-être les principes acides jouent-ils un rôle très important dans le développement d'un accident grave de l'intoxication chronique par le vin? C'est à eux, en effet, que certains auteurs attribuent la genèse de la cirrhose dite alcoolique du foie, sans d'ailleurs s'appuyer sur une expérimentation suffisante.

M. Lancereaux a été conduit à incriminer plus spécialement les sels de potasse, comme cause efficiente de cette affection. Il est certain, d'après les recherches de Peters et de Hugonnencq, que le bitartrate de potasse (crème de tartre) et les autres sels à acides organiques interviennent pour entraver la digestion pepsique. Mais, malgré sa haute compétence en tout ce qui concerne l'alcoolisme, Lancereaux n'a pu ébranler encore la conviction de ceux qui voient dans l'alcool le modificateur le plus puissant de la structure du foie.

Chez l'homme, l'interprétation est rendue éminemment difficile par la variété extrême des facteurs d'intoxication. Expérimentalement, au contraire, on peut agir avec un produit unique dont on manie les doses à son gré ; or est-on arrivé dans ces conditions à quelque résultat positif ? Plusieurs expérimentateurs (Pupier, de Vichy ; Laffitte)(1), ont soumis des lapins à l'intoxication chronique par le vin — rouge ou blanc — ajouté à l'alimentation. Ils ont provoqué des lésions

_____

(1) Thèse de Paris, 1892.

du foie que nous apprendrons à connaître, mais avec quelques différences qu'expliquent certaines conditions physiologiques propres à l'animal — il suffit, d'ailleurs, de rappeler que l'animal meurt en quelques mois, sous l'influence de ces intoxications expérimentales, toujours trop rapides, alors que l'homme met des années à préparer ses lésions —.

Quoi qu'il en soit de la différence entre l'homme et l'animal, sous le rapport de la nature intime des désordres et de leur durée, il n'en reste pas moins établi que, par un ou par plusieurs de ses principes composants, le vin peut constituer un danger pour certains organes, et, en particulier, pour le foie.

Nous n'avons jusqu'ici parlé que des vins *naturels*. Mais, parmi les vins livrés à la consommation, on rencontre, dans les villes surtout, des vins frelatés à l'aide de substances nuisibles. Nous nous hâtons de dire que ces sophistications, dont on a fait, à juste raison, grand bruit, il y a quelques années, sont de moins en moins fréquentes, grâce à une surveillance active. Nous ne retiendrons que deux sophistications, d'une nocuité d'ailleurs discutable : le *vinage*, ou addition d'une quantité plus ou moins considérable d'alcool d'industrie, et l'addition de *bouquets,* parmi lesquels les *huiles de vin* (1). Ces huiles essentielles de lie de vin, riches en éthers, sont l'une, de fabrication française, l'autre, de fabrication allemande — et cette dernière, d'après les expériences de Laborde et Magnan, a une toxicité double de la première (2).

Il est de notion vulgaire que le vin blanc a une action assez différente de celle du vin rouge. On en trouve la

---

(1) Nous ne parlons pas de la matière colorante, peu nocive, et souvent même indifférente.

(2) Mais il reste à prouver que les éthers ajoutés, sous le nom d'huiles de vin, aux vins artificiels, sont plus nuisibles, à doses égales, que l'huile naturelle des vins anthentiques.

raison dans les particularités de sa composition. D'abord, il est riche en éther, en éther acétique surtout (4 à 5 grammes par litre, d'après Rabuteau). Ensuite, il contient fort peu de tanin, substance capable, selon Magnan, de corriger l'action toxique des vins ; et ce fait expliquerait ses effets plus excitants que toniques (Lunier).

Enfin, la pauvreté des vins blancs en tanin, ferait comprendre pourquoi les dyspeptiques les supportent moins mal que les vins rouges, car 3 ou 4 centigrammes de ce corps, pour 100 grammes d'eau acidulée, arrêtent les digestions artificielles.

Nous ne pouvons ici aborder l'étude des autres boissons fermentées, cidre, bière : rien n'a été tenté expérimentalement avec ces produits. Nous devons nous en tenir à ce que l'analyse chimique nous apprend d'eux, à savoir leurs faibles propriétés alimentaires, et aussi leur nocuité relativement faible, lorsqu'ils ne sont pas, comme il arrive trop souvent (pour les bières en particulier), surchargés d'alcool, soit par addition directe, soit à l'aide d'un artifice de préparation.

Boissons distillées. — La première partie de cet ouvrage nous a fait connaître, par énumération, tous les spiritueux qui peuvent être livrés au consommateur ; des chapitres documentés nous en ont montré l'origine, la composition, le titre alcoolique, les principes normaux, la teneur en impuretés indifférentes ou toxiques. Reste l'étude physiologique de ces boissons.

Sur ce point encore, les indications théoriques paraissent simples : d'une part, expérimenter les produits en bloc ; d'autre part, expérimenter successivement les éléments composants isolés par analyse. Sans doute, ici, nous sommes plus riches en renseignements expérimentaux que pour les boissons fermentées ; mais bien des points restent à élucider, et sur beaucoup d'autres, les résultats paraissent en contradiction.

Un premier desideratum d'expérimentation concerne

nos connaissances sur la possibilité pour l'alcool de jouer dans l'organisme un rôle de quelque ùtililé. En réalité, l'épreuve sur les animaux est presque toujours nuisible : leur santé périclite et ils meurent, soit rapidement, avec des complications, soit plus lentement, par intoxication chronique. On en a cependant vu résister à des doses toxiques, sans modification appréciable de leur état général. De même certains humains paraissent tolérer des doses offensives pour d'autres sujets. Donc l'alcool n'est peut-être pas exclusivement un poison ; il peut agir comme un stimulant ; et, enfin, *scientifiquement* (manière de voir qui doit seule nous occuper ici), il a quelques propriétés analeptiques ; c'est, en théorie, un aliment possible.

On a pu reprocher à bon droit, à certaines brochures de propagande, d'exposer avant tout des raisons de sentiment et d'affirmer trop souvent, à priori, des propositions qui se trouvent démenties ou infirmées par la pratique. C'est là un écueil sur lequel on risque d'arrêter les gens désireux de s'éclairer, mais que blesse le parti pris sur tout sujet ; nous voulons, autant que possible, l'éviter. C'est pourquoi nous avons cru bon, avant d'exposer la longue liste des méfaits de l'alcool, d'établir scientifiquement ce que peut représenter l'alcool (1) dans notre alimentation.

L'ALCOOL EST-IL UN ALIMENT ?

« L'alcool, nous dit Gley (VIIe Congrès international « contre l'alcoolisme, 3 avril 1899), est brûlé dans l'orga- « nisme ; il fournit des calories, et une substance qui « se décompose en fournissant des calories, ne peut être « inutile... Un grand nombre de physiologistes, entre

---

(1) Dans ce chapitre, chaque fois que le mot alcool sera employé sans épithète, il s'agira de l'*alcool éthylique*.

« autres Strassmann, en 1891, ont établi que 80 à
« 90 pour 100 de l'alcool est éliminé sous la forme d'eau
« et d'acide carbonique. En brûlant ainsi l'alcool
« fournit 7 calories par gramme, un litre de vin peut
« donc fournir environ 700 calories par jour, soit le
« quart des calories dont l'organisme a besoin. Cette
« combustion de l'alcool épargne à l'individu dans la
« proportion de 6 à 7 pour 100 la combustion des
« albuminoïdes... *Mais*, l'alcool est un aliment mé-
« diocre ; il est cher, il ne donne pas ce que donnent la
« graisse et les hydrates de carbone ; il est, au point de
« vue de l'effet produit, trois fois plus cher que le lait,
« et huit fois plus que le pain. »

Telles sont les propriétés utilisables de l'alcool : elles
sont exposés en quelques lignes. En regard, il faudrait
un volume pour exposer ses méfaits.

Le chapitre, un peu ample, de toxicologie qui termine
la première partie de cet ouvrage nous a fait voir que
la plupart, sinon la totalité, des produits de consommation à base d'alcool ont une action nuisible, et qu'ils
se comportent vis-à-vis des corps vivants comme des
poisons d'allures particulières.

C'est, maintenant, à l'étude de l'action spéciale de
ces poisons sur le corps humain, que vont être consa-
crés les paragraphes suivants.

Désormais, dans ce qui nous reste à étudier, toxicologie et physiologie doivent se confondre ; or, il
ressort du chapitre de toxicologie une notion générale
à rappeler et à bien fixer définitivement dans l'esprit de
tous ceux, savants ou public, qui abordent la physiologie de l'alcoolisme, c'est qu'on doit, presque sans
restriction, conclure des effets provoqués sur les
animaux, à ceux qu'on observe chez l'homme. Relisez
certains passages de la toxicologie (p. 59, 60), vous
y verrez, dans une énumération expérimentale comparative, singulièrement convaincante, que les infu-
soires, les insectes, les mollusques, les poissons,

les oiseaux, les mammifères, sont à peu près égaux devant le fait brutal de l'intoxication alcoolique, et vous y ajouterez, après lecture des pages qui vont suivre, que l'homme est, d'une façon générale, égal aux animaux devant les effets nocifs de l'alcool.

Rappelons enfin que si l'on doit, au point de vue purement scientifique, tenir compte de l'action toxi-physiologique des alcools supérieurs et des bouquets, le rôle de ces divers produits surajoutés est un rôle d'arrière-plan, et que si les boissons alcooliques (1) modifient, d'une façon fâcheuse, le jeu et la contexture de nos organes, c'est surtout grâce à l'intervention de l'*alcool éthylique* (v. p. 70). Nous ferons donc de ce dernier l'objet exclusif de notre étude physiologique (2).

Nous nous réservons d'exposer, en quelques lignes à part, ce qu'on sait ou ce qu'on croit savoir actuellement des essences.

§ II. — Physiologie générale de l'alcool

Par définition, un *poison* est un corps qui, en raison de sa composition chimique, trouble ou rend impossible le fonctionnement normal des cellules ; les perturbations déterminées étant tantôt légères et de durée passagère, tantôt permanentes et irréparables, suivant la dose, suivant la qualité, suivant la durée d'application du toxique.

Tous ces termes peuvent s'appliquer exactement à l'alcool.

D'autre part, pour agir sur l'organisme animal, les poisons doivent être absorbés et passer dans le sang : il en va ainsi de l'alcool. Il est, en réalité, une substance

---

(1) Nous distrayons momentanément de ce groupe les liqueurs à essences.
(2) On a d'ailleurs vu antérieurement (p. 64) que les propriétés toxi-physiologiques des alcools supérieurs sont de « même ordre » que celles de l'alcool vinique.

chimique qui, anormalement introduite dans le sang, en modifiera les propriétés dans un sens nuisible à la nutrition.

La physiologie de l'alcoolisme comprend donc divers ordres de faits, connexes sans doute, dans l'intoxication réalisée, mais dissociables pour l'étude : action générale de l'alcool sur les tissus vivants ; action de ce toxique, suivant la *dose,* suivant la *qualité* du produit expérimenté, suivant sa *voie de pénétration,* suivant la *résistance* ou suivant la déchéance organique, etc., suivant, surtout, la *durée* de l'intoxication ; enfin, action particulière et variable de l'alcool sur les différents organes qu'il peut atteindre.

A. — **Action générale de l'alcool sur les tissus vivants.** — On peut établir comme donnée première de l'étude physiologique de l'alcool, qu'il est un agent puissant de *déshydratation.* Du même coup, ses effets généraux se trouvent en partie expliqués, le protoplasma de tous les êtres vivants, végétaux et animaux ne pouvant fonctionner qu'à la condition de contenir une proportion d'eau déterminée.

Mêlé à l'eau dans une certaine mesure, l'alcool dégage de la chaleur. Si donc on l'applique sur une muqueuse, sur une peau dépouillée de son épiderme, il provoquera une sensation de chaleur piquante.

Mais la déshydratation n'est qu'une partie de l'action physiologique de l'alcool. Celui-ci a, de plus, quelques-unes des propriétés des anesthésiques généraux : il paralyse l'irritabilité, la sensibilité, la contractilité, l'activité de la cellule vivante. Sous son action, les mouvements amiboïdes sont suspendus, comme ceux des cils vibratiles, des spermatozoïdes, etc.

Nous prévoyons aisément la succession des troubles que ce toxique peut, grâce à de telles influences, physiques et chimiques, susciter dans les divers parenchymes et dans les divers tissus où il est réparti.

Cette répartition est, en général, rapide, car l'alcool est, avant tout, un toxique *diffusible*. Outre la sensation de chaleur vers les muqueuses, on éprouve, au contact de l'alcool, quelques instants après son ingestion, un réchauffement des téguments qui s'accompagne de rubéfaction de la peau, surtout au visage. Que cette sensation de chaleur soit due à une vaso-dilatation paralytique des constricteurs ou à une excitation vaso-dilatatrice, le rayonnement est augmenté chez le sujet alcoolisé; et celui-ci se refroidit, alors qu'il croit se réchauffer. Cette illusion est encore accrue, à une autre période, par ce fait que l'alcool émousse la sensibilité thermique, comme la sensibilité tactile, et que l'individu alcoolisé ne cherche pas à se soustraire au froid ou à réagir contre lui, puisqu'il ne le sent pas. Ainsi s'explique le mécanisme si fréquent de la mort chez les ivrognes.

Même en dehors des influences extérieures, la température de l'alcoolisé s'abaisse rapidement de 0°,5 à 1°. Dans l'ivresse profonde, on a pu la voir descendre au-dessous de 30°, pour se relever ensuite graduellement, jusqu'à la normale, au fur et à mesure de l'élimination.

Ces faits constituent un argument puissant en faveur de l'opinion que l'action toxique de l'alcool séjournant en nature dans le sang et dans les tissus, est un *ralentissement* de la nutrition. On attribue à Cl. Bernard la démonstration suivante, toute simple, de l'action d'épargne de l'alcool. Placez dans 3 verres un morceau de sucre concassé ; dans le n° 1 versez de l'eau ordinaire, dans le n° 2 du vin, et dans le n° 3 du cognac; le sucre du n° 1 est dissous en 15 minutes, celui du n° 2 (vin) en 55 minutes ; il faut 15 à 18 heures pour fondre le sucre dans le cognac. On peut conclure que les choses se passent ainsi dans l'estomac, et que la présence d'alcool, en y retardant l'hydratation, ralentit la digestion. R. Dubois (1) a montré que

---

(1) Résumé in *Dict. de physiol.* de Ch. Richet, t. I. Art. Alcool.

l'alcool agit en, vertu de son pouvoir exosmotique, comme un déshydratant énergique de la cellule ; que le ralentissement des phénomènes de nutrition, qui accompagne toujours la perte de l'eau normale du protoplasma, n'est pas compensé par les oxydations que peut subir l'alcool dans l'organisme et par l'action de ces oxydations sur la chaleur animale, ce que prouve surabondamment la chute constante de la température centrale. Cette influence de la déshydratation des cellules organiques s'ajoute, d'ailleurs, à la paralysie fonctionnelle de l'hématie, du globule du sang.

L'effet de la déshydratation des protoplasmes se traduit par une diurèse que constatent tous les observateurs, par l'hypersécrétion salivaire ou stomacale, et, quelquefois, par des sueurs profuses, de la diarrhée, etc. Personne n'ignore avec quelle énergie l'organisme réclame de l'eau après un excès d'alcool. L'état de sécheresse excessive de la langue est du reste le meilleur signe du dessèchement général de tout le corps.

Donc, le phénomène du ralentissement de la nutrition ne peut être mis en doute : il n'est pas seulement rendu évident par l'abaissement de la température, par le sommeil et par l'inertie dans lesquels tombent les individus fortement alcoolisés, mais encore par la diminution de l'urée et de l'acide urique, ainsi que des autres produits de désassimilation contenus dans les urines.

B. — Conditions qui font varier l'activité du toxique. Les considérations multiples, où il nous faut entrer dans ce second paragraphe, expliquent les difficultés innombrables, dont quelques-unes encore insurmontables, auxquelles se heurte l'expérimentation. Ces considérations ont été envisagées, en grande partie, au chapitre de toxicologie, mais elles dominent à ce point la question physiologique qu'il nous faut, de toute nécessité, les rappeler ici, au moins dans leur teneur essentielle.

a. — L'action toxique de l'alcool varie *suivant la dose.*
Cette remarque pour naïve qu'elle paraisse, a son importance. Sans doute, une dose faible, une dose moyenne,
et une dose forte ou très forte produisent des effets
gradués d'une façon analogue; mais il n'est nullement
possible de préciser. Par exemple, étant donnée une
quantité 1 d'alcool, puis une quantité 2, puis 3, puis
4, etc., quels seront les effets physiologiques obtenus?
aura-t-on respectivement des effets 1, puis 2, puis 3,
4, etc.? On sait pertinemment que non. Il y a à tenir
compte de la *loi du minimum,* en raison de laquelle
un toxique donné ne saurait agir qu'à une dose minima
(variable avec chaque toxique); et il y a à tenir compte
aussi de la *loi des maximums,* en vertu de laquelle,
une dose double n'agissant que faiblement, par exemple,
une dose triple pourra avoir son action entière. En
deçà, rien; au delà, trop. Il y a à tenir compte enfin
de certains effets *d'accumulation* : une, deux, cinq, dix
doses successives resteront parfois sans effet, alors
qu'une dernière dose, réunira d'un coup, l'effort des
actions latentes antérieures.

Quand on envisage un produit simple, l'alcool éthylique pur, par exemple, on peut, à la rigueur, accepter
que les fonctions organiques sont touchées à peu près
proportionnellement à la dose employée ; mais c'est là
de la toxicologie schématique et toute d'expérimentation. En pratique, les choses sont moins simples, et
cela surtout parce que les divers alcools ne sont pas
exactement comparables entre eux. D'où la nécessité de
considérer en physiologie, la *qualité* du produit toxique.

b. — La *qualité* du produit ingéré nous est connue
d'après les chapitres précédents, la toxicologie nous ayant
révélé l'existence d'alcools toxiques à des degrés divers.
La puissance toxique peut être en corrélation avec la
composition même du produit, avec son poids atomique,
avec sa volatilité, avec son point d'ébullition (lois de
Rabuteau, de Dujardin-Beaumetz et Audigé), avec sa

solubilité (Ch. Richet). Ce dernier auteur s'appuyant sur les modifications du système nerveux sous l'influence des divers alcools, a même pu formuler un certain nombre de lois générales, qui servent à prévoir quelques propriétés physiologiques de telle ou telle substance alcoolique, d'après ses propriétés physiques générales :

1° La toxicité est d'autant plus grande que la substance alcoolique envisagée est moins soluble dans l'eau ; si elle est soluble dans l'eau, elle est plutôt ébriogène (tel est l'alcool éthylique).

2° Si la substance alcoolique est très volatile, elle est plutôt *anesthésique* ; si elle est peu volatile, elle est plutôt *convulsivante* (tels sont les alcools dits supérieurs).

3° La durée de ses effets est inversement proportionnelle à sa volatilité, l'élimination étant d'autant plus facile que la volatilité est plus grande.

Avec ces données générales, on peut, dans une certaine mesure, classer les alcools en toxiques faibles, moyens, forts, etc. Mais cette hiérarchie est toute théorique, car, en pratique, il y a lieu de tenir compte de la dilution. C'est ainsi que l'alcool ingéré à un degré de concentration élevé (eau-de-vie) est infiniment plus nuisible que l'alcool absorbé dans le vin ou la bière ; c'est pour cela aussi, que l'alcool est plus nuisible à jeun, que mêlé aux matières alimentaires. Il y a lieu encore de tenir compte des mélanges et surtout des additions. Il ne faut pas oublier, en effet, que si l'intoxication par les boissons alcooliques est due principalement à l'alcool, les essences surajoutées (amers, apéritifs, etc.) la rendent plus rapide, et en modifient tout au moins l'aspect clinique.

La clinique d'autre part, tout empirique qu'elle est, nous indique dans les produits, des *qualités* quasi-spécifiques. Elle nous a montré que le vin, sous toutes ses formes, paraît léser lentement, mais avec une ténacité élective, une importante voie sanguine de l'appareil di--

gestif, la veine porte, et par elle, le foie (glandes et tissus accessoires). Nous verrons que l'alcool en nature, plus ou moins dilué dans les eaux-de-vie de la consommation courante, attaque surtout la muqueuse de l'estomac et modifie la nutrition générale, dont il entraîne la déchéance rapide, en même temps qu'il provoque des troubles circulatoires vers les vaisseaux des centres nerveux supérieurs (cerveau et méninges). Enfin le système nerveux, dans sa substance intime (cellules et prolongements nerveux), est spécialement sensible à l'action des essences, comme l'ont bien établi Lancereaux et ses élèves.

c. — Pour tout poison, la voie de *pénétration* est un élément toxi-physiologique de haute importance : la morphine peut être donnée à dose dix et vingt fois plus considérable par la bouche qu'en injection sous-cutanée; et il en va de même pour un grand nombre de toxiques. Pour l'alcool, en pratique, l'ingestion par la bouche est à peu près le seul mode de pénétration. Toutefois il en est un autre, également actif, plus même encore, c'est l'absorption par inhalation. L'influence de l'absorption pulmonaire chez les distillateurs et chez leurs employés, chez les commis et patrons des entrepôts de vins et d'alcools est incontestable. Les effets toxiques des produits volatils sont même parfois des plus graves: il suffit de les respirer quelque temps pour avoir de la céphalalgie migraineuse et même du vertige. Si l'on insiste, l'intoxication peut s'accentuer au point de provoquer des tendances syncopales avec nausées. Laborde, dans sa communication de 1888 à l'Académie de médecine, en rapporte des exemples, dont son observation personnelle, très convaincante.

d). — Après pénétration des *mêmes* doses d'un *même* alcool chez des sujets variés, si on observe des résultats différents, ils doivent être attribués à la *variabilité* de la résistance organique individuelle.

Nous ne pouvons nous étendre longuement sur ce

genre de considérations qu'il serait d'ailleurs facile de
développer. On comprend ce que peut être l'immunité
aux poisons. Certains organismes sont, d'une façon
générale, insensibles, peu, ou moins sensibles à l'action
de certains toxiques ; ou bien, d'une façon *relative*, certains organismes, dans certaines conditions (intégrité du
foie, des reins, etc.) sont plus *résistants,* alors que, par
contre, avec les conditions inverses, certains organismes deviennent particulièrement accessibles. Que de
sujets sont d'une vulnérabilité extrême, proies toutes
désignées à une intoxication facile et rapide (tels les
héréditaires alcooliques) !

e. — Enfin, un dernier élément peut modifier du
tout au tout l'intoxication alcoolique, et cet élément
c'est la *durée.* Les effets varient parfois à ce point qu'il
est absolument interdit de conclure de l'intoxication
aiguë à l'intoxication chronique.

Ce que nous disions pour les doses massives, dont
l'effet n'est pas fatalement proportionnel à la quantité,
est plus vrai encore pour les doses successives. On
conçoit bien qu'il se fasse une sorte d'*accoutumance*
ou de mithridatisation (de fait, l'alcoolique chronique
est moins vulnérable aux fortes doses d'alcool); mais
ce qu'on ne s'explique pas, c'est que certains alcools,
plus violents dans l'intoxication aiguë, le cèdent en
puissance d'intoxication chronique, à des alcools moins
haut placés dans la hiérarchie toxique. Par exemple,
l'alcool méthylique et l'alcool éthylique, toxiques aigus
moins puissants que l'alcool amylique ou que le furfurol, produisent, à la longue, des désordres que ces
derniers sont incapables de réaliser.

« Nous ne connaissons rien encore, dit le Pr Jof-
« froy (1), des lois générales qui relient ces deux ordres
« de phénomènes distincts : l'empoisonnement lent et
« l'empoisonnement rapide, brutal. Il faut donc faire l'é-
« tude de l'intoxication chronique des différents corps,
« alors même que nous connaissons l'intoxication aiguë.

« Plus tard, alors que nous aurons une série assez com-
« plète de faits bien coordonnés, nous parviendrons
« peut-être à mettre en lumière les rapports qui relient
« les intoxications aiguës et chroniques, et à en déduire
« des lois générales ; mais, jusque-là, nous ne pouvons
« qu'avouer notre ignorance sur ce point. »

Suivant en cela les indications de la toxicologie, la
physiologie pathologique doit envisager l'alcool dans
l'intoxication *aiguë,* puis dans l'intoxication *chronique.*
Ce sont là deux phases très distinctes, et si, en réalité,
un organisme peut être conduit à la seconde par la première, on ne voit guère, en expérimentation comme
dans les observations cliniques, que la phase initiale
d'une part, et la phase terminale, de l'autre, sans
pouvoir nettement apprécier les états intermédiaires.

On voit bien les effets de l'intoxication aiguë, massive, de l'ivresse, par exemple ; on peut voir les effets
ultimes de l'intoxication alcoolique chronique ; mais
aucun physiologiste ne nous a mis encore à même d'apprécier les modifications organiques fonctionnelles,
lentes, progressives, de l'imprégnation fractionnée,
successive. Force nous sera de nous en tenir aux faits
connus *initiaux* (ceux de la première période de l'alcoolisme aigu), ainsi qu'aux faits *terminaux* (ceux de
l'alcoolisme chronique confirmé). L'expérimentation,
dans ces cas, loin de nous éclairer, nous met en présence
d'un paradoxe.

Une autre critique s'adresse à l'étude par expérimentation sur l'animal : c'est que celle-ci n'a guère trait qu'à
des faits d'intoxication aiguë ; et, s'il est permis dans une
certaine mesure de conclure de l'alcoolisme aigu des
animaux à l'alcoolisme aigu chez l'homme, il n'en va
plus de même pour les faits d'alcoolisme chronique. Ou
bien l'animal survit, sans aucune altération ultérieure,

---

(1) Joffroy, Rech. expérim. s. l'alc. chron. Paris, 1897-98.

ou bien il succombe rapidement : il ne semble pas y avoir place, pour ces faits d'évolution lente, progressive, qui, chez l'homme, se présentent à l'observation quotidienne.

A la spécificité de l'agent toxique, il faut, en saine physiologie, opposer toujours la spécificité des organismes intoxiqués ; et il y a lieu de placer, en regard des propriétés spéciales des diverses substances étudiées, les propriétés spéciales de réaction individuelle, animale ou humaine.

De telle sorte qu'avec toutes ces inconnues, que nous tenions à signaler dans ces généralités, il est impossible de dire que *telle* dose de *tel* alcool chez *tel* sujet produira à coup sûr *tel* effet ; et ceci explique comment on ne peut prétendre, actuellement, qu'à exposer des faits d'observation, sans possibilité de généralisation.

§ III. — Physiologie de l'intoxication aiguë par l'alcool éthylique

L'alcool touche d'abord les *voies digestives* ; puis il est absorbé par le sang, et, véhiculé par lui, il imprègne simultanément ou successivement la plupart des viscères.

Ces faits nous indiquent l'ordre logique à suivre dans l'étude actuelle. Voyons donc d'abord l'action de l'alcool sur les voies digestives.

1° *Voies digestives.* — **Estomac.** — S'agit-il de l'estomac, ou mieux, des muqueuses digestives, nous constatons que l'alcool engendre une sensation de chaleur plus ou moins brûlante, suivant son degré de dilution. Cette brûlure est provoquée par le mélange de l'alcool à l'eau de constitution élémentaire enlevée à la muqueuse et par l'excitation des terminaisons nerveuses sensitives. L'alcool produit localement une vaso-constriction, suivie bientôt d'une vaso-dilatation des capillaires ; en un mot, il congestionne la muqueuse.

Au point de vue fonctionnel, il y a lieu d'envisager séparément les doses faibles et les fortes doses.

A *faible dose* l'alcool peut exciter les fonctions de la muqueuse stomacale, et, en particulier, augmenter la sécrétion du suc gastrique : c'est là un effet banal qu'on observe avec un excitant quelconque. Les expériences de Nothnagel montrent qu'il suffit d'une seule goutte d'alcool portée directement sur la muqueuse stomacale de chiens pourvus de fistules, pour déterminer aussitôt l'écoulement d'un mince jet de suc gastrique. Aussi, ne considérant que ce fait quasi-mécanique, certains auteurs, avec Chittenden, prétendent-ils que les doses non toxiques d'alcool (celles de la consommation courante) n'ont aucune action retardante sur la digestion, et que, en particulier, le pouvoir du suc gastrique et celui du suc pancréatique ne seraient en rien modifiés. Pour eux, à faible dose, c'est-à-dire jusqu'à 3 pour 100, l'alcool serait même un accélérateur de la digestion. Or, on ne saurait ici trop se mettre en garde contre des interprétations superficielles. La stimulation musculo-nerveuse, la sécrétion muqueuse ne sont en rien des phénomènes favorables ; elles témoignent uniquement d'une défense instinctive du viscère contre l'agent irritant ; on observe les mêmes effets avec un acide, par exemple.

Ce qui est vrai c'est que l'alcool compromet à la fois plusieurs des facteurs physiologiques des fonctions stomacales : sécrétion d'un suc gastrique efficace (glandes); absorption stomacale (vaisseaux); mouvements de l'organe (musculature).

L'alcool détermine des altérations passagères ou durables dans les cellules des glandes pepsinifères, dans les muscles de l'estomac, dans les parois des vaisseaux de cet organe. Il provoque des troubles vasculaires dans la muqueuse gastrique, soit en modifiant, par l'intermédiaire de la circulation, les extrémités périphériques des nerfs vaso-moteurs, ou les plexus ganglionnaires intrapariétaux, ou le ganglion du sympathique thoraco-abdominal, ou les parties du myélencéphale en rapport avec les extrémités centrales de ces nerfs ; soit par des actions réflexes donnant lieu à des constrictions ou à des dilatations vasculaires ; soit, enfin, par suite des lésions qu'il peut produire dans le foie, et qui donnent lieu à des stases sanguines dans la muqueuse stomacale (1).

A un degré de concentration prononcé, l'alcool tombe comme un feu liquide dans l'estomac ; c'est un véritable corps étranger diffusible. Chez les sujets à muqueuse sensible, on note des effets d'intolérance, et, en premier lieu, le vomissement.

Les inconvénients sont donc autrement grands que ne l'est le faux bénéfice momentané. En réalité, la présence de l'alcool dans l'estomac, a pour effet de ralentir la peptonisation, c'est-à-dire la transformation de certains aliments en substances absorbables et assimilables. Quand l'alcool se trouve dans l'estomac à la proportion de 2 pour 100, il ralentit déjà la peptonisation ; à 10 pour 100, il l'interrompt presque ; et, entre 15 et 20 pour 100, il la supprime (Schulz). En même temps, les sucs de l'estomac modifient l'alcool et le transforment en acide acétique et en acétates — substances nuisibles. Enfin, absorbé en grande quantité et à l'état très concentré, l'alcool coagule le mucus gastrique, détruit la pepsine et arrête la digestion. Récemment (*Lyon méd.,* 1899, p. 365), M. Linossier a communiqué à la Société de biologie, une série d'expériences entreprises pour déterminer l'action qu'exercent les principaux alcools (éthylique, propylique, butylique et amylique) sur les digestions peptique et pancréatique, sur la coagulation du lait par la présure, et sur l'inversion du sucre de

---

(1) VULPIAN. Les vaso-moteurs, t. I, p. 456.

canne par la levure de bière. Il résulte de ses recherches
que tous ces alcools ralentissent l'action des diastases,
et que cette influence inhibitoire s'accroît avec le poids
moléculaire de l'alcool, c'est-à-dire, dans le même sens
que la toxicité.

En voilà assez pour nous faire comprendre les divers
troubles digestifs qui peuvent accompagner l'ingestion
à doses graduées des différents liquides alcooliques,
et pour nous prouver que les troubles fonctionnels l'emportent de beaucoup sur les très rares avantages supposés.

Intestin. — Toléré ou non par la muqueuse stomacale, l'alcool est absorbé en partie par cette muqueuse ;
le reste passe dans l'intestin. L'action de l'alcool sur
la muqueuse intestinale est mal connue. Certains
sujets — non habitués à l'alcool — ont de l'intolérance
intestinale : après ingestion d'eau-de-vie, les phases
complémentaires de la digestion sont entravées ; l'absorption du chyle ne se fait qu'imparfaitement, et la
diarrhée apparaît, ou, tout au moins, la lientérie (passage dans les selles de matières ingérées, n'ayant pas
eu le temps de subir la digestion). Par contre, certains
intoxiqués n'arrêtent leur diarrhée quotidienne que
grâce à leur dose usuelle d'alcool.

Foie. — Ce qu'on peut affirmer, c'est que les glandes
annexes de l'intestin *(foie et pancréas)* ne tolèrent pas
l'alcool. S'il faut signaler qu'expérimentalement un
peu d'alcool excite la fonction de la cellule sécrétante
(hépatique ou pancréatique), on ne doit pas oublier
combien sont dangereuses ces incitations artificielles,
et combien la déchéance fonctionnelle est près du
travail exagéré.

L'alcool absorbé par l'estomac se fixe surtout dans
le foie. Les analyses montrent qu'on en trouve : dans
le sang, *1* partie ; dans le foie, *4* ; dans le cerveau, *2*.

Dans le foie, c'est l'élément vasculaire et le tissu interstitiel qui paraissent surtout intéressés : l'alcool congestionne activement les vaisseaux hépatiques. Ce qui concerne la cellule hépatique est moins bien connu ; pourtant, là encore, l'action de l'alcool est à double effet : excitation, puis torpeur fonctionnelle.

Les boissons spiritueuses excitent en effet les fonctions hépatiques. Avec des doses répétées plusieurs jours, il y a accumulation dans le foie d'une quantité de glycogène supérieure à la normale ; la production de l'urée est augmentée ; la fonction biliaire s'exagère. Mais ce qu'il faut montrer irrécusablement, c'est que si l'ingestion d'alcool se répète et se prolonge, la fonction hépatique est inhibée par paralysie des cellules. Si les doses sont un peu fortes, la vitalité de ces dernières est compromise définitivement.

« Ayant eu, nous dit M. Cassaët, l'occasion d'exami-
« ner un malade pendant un *delirium tremens* de plu-
« sieurs jours, j'ai pu me rendre compte que, sans signes
« extérieurs appréciables, le foie était cependant pro-
« fondément frappé : l'urée tombe de 20 grammes à 3
« grammes par litre ; l'urine renferme des sels biliaires
« en abondance ; on décèle une glycosurie alimentaire
« notable, et les troubles fonctionnels ne s'améliorent
« et ne disparaissent qu'au bout de 20 jours. » Un degré
de plus, ce malade arrivait à l'ictère grave, c'est-à-dire
à la mort de la cellule hépatique.

Donc, à doses variables suivant les sujets, mais à doses faibles déjà, l'alcool est un stupéfiant de la cellule du foie. Nous savons, d'ailleurs, que ce viscère est un des plus fréquemment lésés par les boissons alcooliques.

2° *Circulation.* — **Sang.** — Par la voie gastrique, — ce qui est la règle — ou, plus rarement, par la voie respiratoire, l'alcool arrive lentement et peu à peu dans le sang. Il a, d'ordinaire, le temps de se brûler sans gêner l'hématose et surtout sans influencer la vitalité des globules rouges. Même à dose assez élevée, il peut circuler avec le sang, sans exercer sur les globules rouges aucune modification physique appréciable et sans le coaguler. La coloration noire du sang, due à l'accumulation de l'acide carbonique, est un phénomène asphyxique. Après absorption d'une dose considérable d'alcool très concentré, la surface du sang coagulé présente quelques plaques formées de globules graisseux ; cela tient, non pas à la dégénérescence graisseuse des globules (leur stroma ne se charge pas de graisse), mais à ce que la graisse émulsionnée, qui vient du chyle, n'est pas brûlée, non plus que le sucre, pendant tout le temps que le sang renferme de l'alcool. Et ce temps est assez long, puisque, d'après Gréhant, il faut 23 heures environ, pour que le sang se débarrasse d'une dose d'alcool de 1/25 du volume sanguin.

À l'Académie des sciences (13 novembre 1899), Gréhant a rapporté les résultats suivants. Chez un chien de 11 kilogrammes on injecte par voie œsophagienne 505 centimètres cubes d'alcool à 10 pour 100, et l'on fait des prises de sang de 1/2 heure en 1/2 heure. Le dosage donne, pour l'absorption par 100 centimètres cubes :

Une demi-heure	0,40.
Une heure	0,50.
Une heure 1/2	0,57.

À partir d'une heure jusqu'à 4 heures après, la proportion d'alcool dans le sang est constante, et répond à la période d'ivresse profonde. Aussitôt que la proportion d'alcool baisse dans le sang, l'animal fait des efforts pour se relever, mais il n'est rétabli qu'au bout d'un certain nombre d'heures.

Après intoxication rapide (en une heure), le sang montre des globules mûriformes, à bords sinueux, remplis de gouttelettes jaunes et brillantes, qui ne sont qu'une précipitation particulière de l'hémoglobine. Donc, l'alcool en excès, dissout et tue le globule, précipite l'hémoglobine et détermine rapidement la mort.

M. Nicloux a montré (Société de biologie, 16 décembre 1899) que l'alcool peut être retrouvé en proportions notables dans le sang fœtal. Ces constatations ont porté sur plusieurs femelles de cobayes pleines.

Quand la pénétration de l'alcool dans le sang est fractionnée, la majorité des globules reste inaltérée, mais on voit cependant de nombreux globules crénelés ou dissous, une augmentation du nombre des globules blancs et une poussée hématoblastique. On constate enfin un état phlegmasique du sang, caractérisé par l'augmentation de la couenne de la saignée.

Le Dr Jaillet (1) fait remarquer que pendant la fixation de l'oxygène par le globule rouge, l'alcool qui se trouve contenu dans le sang absorbe immédiatement une proportion d'oxygène suffisante pour passer à l'état d'acétate alcalin. Donc la combustion de l'alcool s'opère au détriment de l'hématose, et cela nous explique que les combustions organiques subissent un retard sous l'influence de l'alcool. D'autre part, la diminution du chiffre d'oxygène du sang artériel a pour première conséquence un *abaissement de la température du corps.*

Il y a, en outre, formation d'aldéhyde ; et cela ne saurait être mis en doute, car l'odorat permet de reconnaître la présence de ce corps, dans l'air expiré par certains buveurs d'eau-de-vie.

En tous cas, une notable proportion d'alcool échappe à l'action du sang : on en a retiré du cerveau et du foie, principalement, ainsi que des reins et de la rate des

---

(1) Jaillet. *Thèse*, Paris, 1883.

animaux alcoolisés ; on l'a retrouvé en nature dans les excrétions, comme nous le verrons plus loin.

Circulation. — Dans l'ivresse, il y a au début augmentation de rapidité du pouls, puis ralentissement. Après ingestion de 20 à 3o grammes d'alcool, on note au sphygmographe, d'abord la fréquence, puis le ralentissement des battements du cœur avec diminution des contractions : d'où diminution de la tension artérielle. On a dit que l'alcool excitait le cœur. Il produit, en effet, par son action irritative sur les muqueuses, une élévation momentanée de la pression sanguine ; mais cette élévation s'évanouit pour laisser place à une dépression considérable.

3° *Respiration.* — Après l'absorption de doses moyennes d'alcool, la respiration augmente de fréquence, tout en restant régulière ; mais, au bout de quelque temps, les mouvements respiratoires diminuent de fréquence et peuvent même devenir très lents.

On n'est pas encore fixé sur les modifications des échanges respiratoires : certains auteurs ont soutenu qu'à dose modérée l'alcool diminuait à la fois l'absorption de l'oxygène et l'élimination de l'acide carbonique ; d'autres n'ont pas observé d'action appréciable sur la proportion de l'oxygène fixé. Henrijean et Jaillet affirment que l'alcool élève la consommation de l'oxygène. On a pu prétendre que l'alcool augmentait la ventilation pulmonaire [1] ; mais, à l'effet irritatif tout passager, succède bientôt la diminution des échanges respiratoires.

4° *Excrétion.* — Une certaine quantité de l'alcool absorbé est éliminée par le poumon et par le rein : de 3 à 5 pour 100. Binz a cru pouvoir préciser, et il

---

[1] V. H. Singer, *Archives de pharmacol.*, 1900. Vol. VI, p. 483.

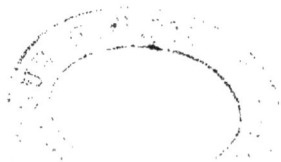

donne les chiffres suivants : rein 2,91 pour 100 ; poumon
1,60 ; peau 0,14. D'après cet auteur, il n'y aurait pas
d'élimination par l'intestin.

M. Nicloux a constaté le passage de l'alcool dans le
lait, chez la femme. Après avoir fait ingérer à des nour-
rices une certaine quantité de potion de Todd, l'un de
nous a pu déceler dans leur lait une proportion notable
d'alcool. Les quantités retrouvées et la durée de l'élimination sont évidemment en rapport avec les quantités
ingérées.

5° *Action sur les échanges organiques.* — Nous avons
déjà dit un mot des effets de l'alcool sur la température ;
nous avons signalé ses vagues qualités alimentaires.
Il doit résulter de ces propriétés des conséquences
appréciables dans les échanges. L'alcool se brûle
dans la circulation ; il s'élimine en nature par les
reins et par la perspiration pulmonaire ; mais il se
brûle et il s'élimine en raison inverse de la dose ab-
sorbée ; et, enfin, sa combustion se fait au détriment
de l'hématose. Quoi d'étonnant que les combustions
organiques subissent un retard sous l'influence de
l'alcool ?

Jaillet, *(loc. cit.,)* compare très judicieusement l'alcool au glucose, dans le sang : tous deux, pour se
transformer en CO^2, se servent de l'oxygène destiné aux échanges et ralentissent la nutrition. Ce
ralentissement se traduit par la diminution de l'urée,
— diminution réelle, en totalité — à peine masquée par une légère diurèse de début. Rabuteau a
prouvé cette diminution, et Fokker a montré, de
plus, que les oxydations des matières albuminoïdes, avec l'alcool, diminuent de la même manière qu'à la suite de l'ingestion des corps gras et du
sucre.

6° *Système nerveux.* — On peut conclure de tout ce
qui précède, que l'alcool, à dose tant soit peu toxique,
se comporte comme un stimulant hypothétique, dont

l'action définitive est de *paralyser* ces grandes fonctions
de l'organisme : digestion, respiration, circulation. Or
l'effet est plus marqué encore en ce qui concerne le système nerveux.

Deux considérations dominent l'histoire de l'intoxication nerveuse : d'une part, la quantité et la nature
du toxique ; d'autre part l'état du système nerveux, ses
aptitudes, ses prédispositions.

En ce qui concerne la nature du toxique, nous savons
que certains produits, les vins, par exemple, sont relativement peu nocifs pour le système nerveux ; que l'alcool l'est davantage ; que l'alcool uni aux essences, et
les essences par elles-mêmes, sont extrêmement nuisibles.

Les aptitudes du système nerveux varient tellement
de l'homme à l'animal, et il y a, en particulier, une
telle distance des manifestations psychiques, si développées chez l'homme, à la simple ébauche de ces manifestations chez les animaux, qu'il n'est guère possible, en cette matière, de mettre à profit les résultats
de l'expérimentation *in animâ vili*. Nous allons donc
actuellement ne considérer que les faits de physiologie
pathologique générale du système nerveux dans la série
animale, sous l'influence de l'alcool, et nous réserve-
rons pour l'exposé clinique le détail des troubles nerveux tels qu'on les observe chez l'homme, au cours de
l'intoxication alcoolique.

Psychisme. — Chez l'animal nous apprécions mal
les perturbations psychiques, surtout quand il s'agit
d'animaux inférieurs, comme le lapin ou le cobaye.
Mais chez le chien, déjà, il est aisé de voir que l'alcoolisation aiguë aboutit à une excitation des facultés supérieures, et, en particulier, de l'affectivité : l'animal
devient inquiet, craintif, parfois hargneux. Les accidents commencent par une période d'excitation : l'animal s'agite, tourne dans sa cage, puis saute, bondit, se

heurte. Cette période est courte et dépasse rarement 10 minutes. Avec l'alcool, on ne la voit pas aboutir aux convulsions.

Chez l'homme, dans la première période de l'alcoolisme aigu, ce qui disparaît d'abord, c'est la fonction psychique qui se développe en dernier lieu chez l'enfant, c'est-à-dire la réserve, la dissimulation, le voile qui cache la véritable personnalité. D'où le proverbe : *in vino veritas.*

Les idées se présentent avec abondance et même avec facilité : c'est l'inspiration factice de certains poètes alcooliques. Puis, le psychisme fondamental, individuel, se révèle dans sa réalité absolue. Les uns deviennent expansifs, confiants ; pour eux, les soucis s'envolent, le passé fâcheux disparaît, l'avenir se dore, etc. Les autres deviennent concentrés, sombres, méfiants ; leurs idées tristes s'accentuent et peuvent les conduire, s'ils sont prédisposés, au délire d'action (actes criminels plus ou moins impulsifs). L'excitation est, tôt ou tard, suivie d'une deuxième période marquée par l'engourdissement des facultés, sous forme d'une sensation de bien-être, d'indifférence et d'apathie, qui est l'acheminement vers le coma.

Sensibilité. — Il est difficile d'apprécier scientifiquement la période d'excitation sensitive ; en tout cas elle est fort courte, car l'alcool est avant tout un puissant anesthésique, et c'est, dès le début, la diminution, puis, plus tard, l'absence de réaction que l'on constate. On a pu croire que, sous l'influence de l'alcool, la période d'excitation latente (intervalle entre l'excitation et la réaction motrice) était diminuée ; il suffit d'attendre quelques minutes pour voir une augmentation considérable de cette période. Richet et Gley ont signalé depuis longtemps un retard dans la perception des sensations. A mesure que l'intoxication progresse, les excitations, pour produire une réaction, doivent devenir de plus en plus fortes : on connaît l'insensibilité proverbiale des ivrognes — déjà avant la chute. Quand le sujet tombe, le coma ne tarde pas à s'établir ; les piqûres, le pincement, non plus même que le chatouillement de la conjonctive, ne peuvent être perçus : le sujet est ivre-mort, suivant l'expression populaire très explicite.

Motricité. — Là encore, la période d'excitation est fort courte. L'alcool ne favorise pas plus les mouvements que les sensations ; mais, comme il engourdit les centres supérieurs, les centres inférieurs ont plus libre évolution, et, dans une certaine mesure, les phénomènes observés ont l'allure de phénomènes d'excitation médullaire (Schmiedeberg).

Cependant le dynamomètre ne tarde pas à indiquer la déchéance musculaire. Destrées (de Bruxelles) a montré, avec tracés à l'appui, de combien courte durée était l'illusion d'augmentation du travail musculaire. Avec des doses d'alcool moyennes, non comateuses, 20 ou 25 minutes après l'ingestion, les chiffres obtenus comme travail effectué étaient bien au-dessous de la moyenne. L'expérience du Pr. Destrées consistait à faire lever toutes les secondes un poids de 5 kilogrammes avec l'index, à jeun d'abord, puis après absorption d'alcool. Immédiatement après l'absorption, la somme de travail est, pour quelques moments seulement, plus considérable ; mais au bout d'une demi-heure l'effort devient inférieur. Ces expériences viennent d'être reprises, et leurs résultats nettement confirmés par M. Gilbault (de Toulouse) (*Trib. Méd.*, 25 avril 1900, p. 328).

Chez l'animal, à l'agitation, aux sauts du début, succède l'accalmie : le sujet tremble sur ses membres ; il feint du train postérieur ; puis peu à peu celui-ci chancelle. L'animal ne peut marcher qu'en rampant. Successivement, le train antérieur se prend ; l'animal tombe sur le flanc, et la résolution complète se fait dans toute la musculature.

Il en va de même chez l'homme : loquacité, verbiage, gestes, activité exagérée, puis lourdeur, fatigue, embarras de la marche, incoordination (steppage), faux-pas, titubation, dérobement des jambes, chute et coma.

Vaso-motricité. — Difficile à apprécier chez l'animal, elle se traduit parfois par l'injection prononcée des oreilles et des yeux (vaso-dilatation). Chez l'homme, les phénomènes vaso-moteurs sont très nets : le visage s'anime, se colore, l'œil s'allume ; le sujet éprouve un certain bien-être, une sensation de « douce chaleur dans les veines », suivant l'expression consacrée, jusqu'au moment prochain où le centre de calorification devient insensible aux excitations périphériques de froid et de chaleur, et où le sujet se refroidit réellement. C'est alors que l'intoxication, complétant sa diffusion, atteint les centres vitaux : les incitations nerveuses qui commandent les actes chimiques, les échanges, sont ralenties ; les cellules nerveuses du bulbe peuvent être impressionnées, et la respiration et le cœur peuvent être gravement menacés dans leur fonctionnement.

En résumé, paralysie portant sur la sensibilité, sur la motricité, sur l'intelligence et le psychisme, paralysie aussi du système vaso-moteur, voilà ce qu'on observe dans l'intoxication aiguë, après une courte période d'excitation. Mais ce qui nous manque d'une façon absolue, c'est une échelle de gradation permettant d'établir un parallèle entre les doses ingérées et les effets produits. Empiriquement, nous reconnaissons qu'à *dose faible* il n'y a nul trouble dans les fonctions organiques — c'est l'intelligence seule qui est atteinte — ; qu'à dose plus forte, l'intelligence est anéantie ; que les autres parties du système nerveux central sont influencées (anesthésie, prostration des forces), mais

qu'il y a encore intégrité presque complète du fonctionnement des cellules autres que les cellules nerveuses ;
que, même à cette période, le bulbe n'est pas paralysé,
car il continue à provoquer la respiration, si bien que
l'être, quoique intellectuellement inerte, survit à cette
intoxication profonde. Nous reconnaissons enfin qu'à
une dose plus forte encore, tout le système nerveux est
paralysé, *même le bulbe*, et que les autres cellules
de l'organisme commencent à subir les atteintes du
poison.

En réalité, le tableau de toutes les intoxications
aiguës par les alcools, répond à une succession régulière d'intoxications diverses, portant sur les tissus
vivants. Certes, souvent, elles empiètent les unes sur les
autres, mais elles se produisent fatalement ainsi qu'il
suit : d'abord le système nerveux psychique est atteint ;
puis le système nerveux médullaire, le système nerveux
bulbaire, enfin toutes les cellules de l'économie. Ainsi
s'établit, comme nous l'indiquions, une sorte de hiérarchie des tissus, devant l'intoxication.

§ IV. APPENDICE

Voilà les méfaits de l'alcool, rapporté au type éthylique et considéré dans l'intoxication aiguë. Mais c'est
là de la toxicologie schématique et toute d'expérimentation. En pratique, les choses sont moins simples : l'alcool chimiquement pur n'est pas seul en cause ; il est
associé à des éthers, à des aldéhydes, à des essences,
dont l'action est quelque peu différente. Ch. Richet propose une sorte de classification, assez physiologique,
de ces substances : certains produits entretiennent plus
longuement l'hyperesthésie intellectuelle, ils sont dits
poisons ébriogènes ; d'autres, provoquent surtout l'hyperesthésie médullaire, ce sont les *convulsivants* (telles les

essences); d'autres, enfin, à une courte hyperesthésie, font succéder rapidement la période d'anéantissement de toutes les fonctions nerveuses, ce sont les *anesthésiques*. Malheureusement, il ne nous est pas encore possible d'établir dans quelle mesure les alcools considérés sont presque exclusivement ébriogènes, convulsivants ou anesthésiques ; nous ne pouvons reconnaître, non plus, à quel degré ces propriétés connexes se retrouvent dans chaque produit de consommation, et il reste toujours à se demander si, bien souvent, la spécificité d'action ne vient pas plutôt de l'individualité sur laquelle agit le poison.

Voici pourtant quelques renseignements d'attente sur cette question. Ce que produit l'alcool, on l'obtient avec les essences qui, rarement isolées, lui sont associées dans les liquides de consommation courante (amers, apéritifs, digestifs, etc.). C'est sur ces intoxications que doivent porter les recherches expérimentales de l'avenir, pour déterminer la nature et la dose exacte de tel ou tel agent spécialement nuisible (essence d'absinthe, d'anis, de badiane, etc.). Nous nous contenterons de signaler ici, faute de documents scientifiques nouveaux, ce que l'expérimentation a appris au sujet des liquides complexes, comme les absinthes, qui représentent bien le type des boissons à essences.

L'on sait que toute liqueur d'absinthe contient surtout de l'alcool et des essences d'anis et d'absinthe, sans compter la badiane, le fenouil, etc. (v. p. 47). Pour Magnan (études diverses de 1864 à 1888), et pour Laborde, *anis* et *absinthe,* voilà les deux substances à étudier. Or, l'anis, pour eux, ne donne lieu à rien de spécial. Restent l'alcool et l'essence d'absinthe. Si l'on expérimente sur deux chiens de même poids, l'on obtient avec l'alcool l'ivresse telle que nous l'avons décrite ; avec l'essence d'absinthe on obtient une attaque d'épilepsie accompagnée de grandes convulsions. Magnan signale encore la provocation, par l'essence d'absinthe, d'un délire hallucinatoire précoce (hallucination de la vue et de l'ouïe) et cela dès la première intoxication, alors que ce phénomène ne se trouve réalisé qu'à la longue par l'alcool. Avec des doses faibles d'absinthe, l'animal peut ne présenter que de l'hébétude, des vertiges et des tremblements fibrillaires limités des muscles; en un mot, les apparences du *petit mal* épileptique.

Quand, ainsi qu'il est de règle dans la consommation courante, l'alcool et l'absinthe sont mélangés, les effets de l'alcool et de l'absinthe s'additionnent chez le même sujet; mais on note du retard et un peu moins d'intensité dans les convulsions absinthiques.

L'*attaque épileptiforme,* tel est le criterium expérimental de l'absinthisme. L'expérience est facile à réaliser. Si l'on injecte sous la peau d'un cobaye un 1/2 centimètre cube d'essence d'absinthe ou si on le lui fait inhaler, il est pris (au bout de 2 à 3 minutes en cas d'injection, et de 15 à 20 minutes en cas d'inhalation) de raideur dans les pattes antérieures, puis il se dresse, grimace, tombe, se contracture en demi-cercle, et tout le corps est agité de soubresauts, pendant que l'animal jette des cris plaintifs. Puis les membres se relâchent un peu, quoique secoués encore de mouvements continus, comparables à des mouvements inconscients de natation. Après une petite détente et un calme fort courts, l'attaque recommence. Si la dose a été forte, ces accès deviennent plus fréquents et plus intenses, et ils peuvent entraîner la mort après 20 à 30 minutes d'agonie asphyxique.

Tel est le type de l'épilepsie absinthique expérimentale par intoxication aiguë, obtenue avec l'essence d'absinthe. C'est là un fait, et un fait qu'on ne peut discuter, l'expérience étant à la portée de tous. Mais ce qu'on ignore, c'est le rôle exact de tel ou tel produit de la *liqueur d'absinthe,* breuvage complexe, dans la réalisation des phénomènes convulsifs *épileptiformes.*

Avec Cadéac et Meunier (1889), on peut se demander si le terme *absinthisme* doit être admis définitivement. Pour ces auteurs, l'attaque épileptiforme, dans l'absinthisme *par liqueur,* est l'exception : l'essence d'absinthe n'est pas seule en cause, et l'abrutissement (stupeurs, vertiges, etc.) doivent être attribués à l'essence d'*anis.* (Voy. le tableau, p. 47-48.)

Laborde et Magnan ont entrepris l'étude toxicologique du *vermouth* et du *bitter,* et ils ont, à propos du premier de ces produits, expérimenté l'action de deux toxiques puissants : l'*aldéhyde salicylique* et le *salicylate de méthyle.*

L'aldéhyde salicylique a une action épileptisante considérable, ce qui, d'après ces expérimentateurs, explique qu'on ait pu croire que certains vermouths et bitters étaient additionnés d'absinthe (1). Le salicylate de méthyle a, lui aussi, une action convulsivante, mais différente de l'épilepsie proprement dite.

La série d'expériences de Laborde et Magnan est close par l'expérimentation de l'*essence de noyau,* contenue dans la liqueur de ce nom, à la dose de 5 grammes par litre.

L'essence de noyau se compose d'une petite quantité de *benzonitrile* et d'*aldéhyde benzoïque* (odeur d'amandes amères). Vingt centimètres cubes de la liqueur de noyau produisent, en injection intraveineuse chez l'animal, une raideur tétanique passagère ; une nouvelle dose égale rend le tétanos presque généralisé ; et une troisième dose réussit à tuer un animal de 9 kilogrammes, en tétanos généralisé avec contracture du diaphragme. C'est donc un tétanisant puissant.

––––––––––

(1) Les vermouths sont en effet à base d'absinthe, mais ils en renferment 15 à 20 fois moins que la liqueur d'absinthe. (V. p. 46-47-48). On remarquera qu'aucune des analyses de bitter et de vermouth que nous avons données ne signale l'addition d'aldéhyde salicylique et de salicylate de méthyle.

Laborde et Magnan se demandent si quelques cas de
mort subite, chez l'homme, ne seraient pas dus à l'action de certains de ces poisons encore mal définis (1).

---

(1) Nous rappelons, en terminant ce chapitre, qu'il faut être très réservé
dans l'interprétation des troubles nerveux supposés d'origine toxique, et qu'il
y a lieu, en particulier chez l'homme, de tenir grand compte des prédispositions névropathiques du sujet. En effet, en dehors des doses massives expérimentales, certains produits dits convulsivants, ingérés à doses successives,
minimes ou moyennes, peuvent rester longtemps ou toujours sans effet con-
vulsif, chez un grand nombre de buveurs. Les désordres, pour un même
toxique, peuvent être, chez les uns des phénomènes d'*excitation*, chez les
autres des phénomènes de *dépression*. Par contre, à doses égales ou même
plus faibles, ces toxiques déterminent parfois des troubles convulsifs précoces
chez certains individus. Il est de toute évidence, dans ces conditions, que le
toxique n'a fait que mettre en lumière une tare préalable du sujet ; et c'est
ainsi que l'on comprend aujourd'hui la provocation, par l'alcool et par les essences, des attaques d'*hystérie convulsive*. Les recherches actuelles conduisent
à interpréter également dans ce sens bon nombre de manifestations d'*épilepsie*
dite toxique.

CHAPITRE IV

PATHOLOGIE

§ I. Généralités sur les lésions par intoxication alcoolique

Dans quelle mesure peut-on comparer les animaux à l'homme ? D'abord, l'intoxication chez l'animal est presque toujours trop intensive, trop rapide, souvent brutale. Elle n'est pas assez atténuée par le régime mixte alimentaire, par l'exercice (il s'agit habituellement d'animaux enfermés). Elle n'est pas, d'ordinaire, assez variée (il est rare que l'homme s'intoxique par un seul produit). Enfin, et il faut l'établir dès maintenant, les réactions animales diffèrent grandement des réactions humaines. Voici le foie aux prises avec l'alcool : chez l'animal, on voit infailliblement apparaître de l'hépatite parenchymateuse, c'est-à-dire des altérations cellulaires ; chez l'homme, c'est le système des vaisseaux et celui du tissu conjonctif qui sont lésés. Chez l'animal, les résultats sont obtenus en quelques mois à peine ; chez l'homme, il faut des années pour faire une cirrhose.

Sur quelque point que porte l'action de l'alcool, ses effets passent, suivant la dose ingérée, par les trois phases d'excitation, de perversion et d'affaiblissement, et ces phases, on peut les rattacher, mais dans un ordre moins constant, aux états anatomiques connus sous les noms de fluxion, de congestion, d'inflammation et de transformation plastique ou régressive des tissus.

L'alcool, comme toxique diffusible irritant, produit des phénomènes connexes qu'il est aisé de suivre dans des expériences : il congestionne les régions qu'il aborde ; il altère les cellules par déshydratation et par modifications chimiques ; et ces phénomènes fréquemment répétés ou suffisamment accentués, deviennent lésions.

La congestion, c'est l'afflux sanguin dans des capillaires, dilatés d'une façon plus ou moins durable ; c'est la pression exagérée dans ces capillaires, avec exsudation possible de sérum du sang dans le tissu interstitiel ; c'est par conséquent la présence d'un liquide anormal, qui agit comme corps étranger et provoque l'apport exagéré de cellules dites migratrices, de leucocytes, parmi lesquels des cellules embryonnaires, qui ont tendance à se transformer en tissu fibreux jeune, puis dense et inélastique. Ce travail pathologique constitue la *sclérose*. Donc, congestion aiguë et sclérose sont les deux termes, l'un de début, l'autre de terminaison, du processus irritatif alcoolique. Mais cette congestion, aiguë ou chronique, a encore pour effet de soustraire, pour un usage nocif, des principes fort utiles à la nutrition organique. Si on y joint que l'alcool est un corps exosmotique et déshydratant, on conçoit que la cellule attaquée dans sa vitalité de tant de façons en subisse un profond dommage. Cette souffrance organique se fait sentir sur les organes cellulaires en raison de leurs aptitudes et de leur importance fonctionnelles : ainsi la cellule hépatique est troublée dans ses sécrétions multiples (bile, glycogène, etc.) ; les cellules de l'estomac, dans leur fonction peptique ; la cellule nerveuse, dans son activité complexe. La physiologie nous montre le détail de ces conséquences ; mais, ana-

tomiquement, on ne peut, au début, rien constater de
positif qui réponde à ces troubles de la fonction, et
il faut attendre des lésions profondes, souvent définitives — jusqu'à ce jour les seules reconnaissables à
l'œil nu ou au microscope. Parfois, c'est l'étouffement
pur et simple de l'élément noble, cellulaire, par le
tissu de sclérose ; parfois, c'est l'atrophie, la pigmen-
tation, la fragmentation de la cellule; ou bien c'est sa
surcharge en graisse, substance encombrante qui gêne
la fonction ; ou bien c'est la dégénérescence complète
de la cellule en tissu inerte, vitreux, ou en granulations
graisseuses.

Voilà les procédés généraux mis en œuvre par le poison alcool. Il y a lieu de l'envisager dans son action particulière, suivant sa *qualité*, suivant son *association* à telle
ou telle substance ; suivant aussi que ses effets portent
plus spécialement sur un organe que sur un autre.

En ce qui concerne l'influence de la qualité de l'alcool,
sur la nature et le processus des lésions, il n'est guère
possible aujourd'hui de signaler des différences scientifiquement déterminées entre l'alcool éthylique pur
et ce même alcool plus ou moins mélangé d'alcool méthylique, propylique, amylique, ainsi qu'il se présente
dans les spiritueux usuels. Nous appliquerons jusqu'à
plus ample informé, à toute la classe des alcools dits
d'alimentation, ce que nous savons de l'alcool éthylique.

Les associations de l'alcool à l'absinthe, aux essences
diverses des liqueurs, etc., ajoutent des toxiques à un
toxique ; ce que nous en savons se rapporte surtout
à l'action presque élective des substances surajoutées
pour les centres nerveux et pour les nerfs périphériques.
Encore aujourd'hui il ne nous est pas possible de
définir le rôle propre à telle ou telle des substances
surajoutées, et nous considérerons actuellement les
effets totaux de ces mélanges.

Nous avons maintenant à envisager l'action du toxique sur les différents organes. Suivant l'ordre logique que nous nous sommes tracé, nous exposerons les lésions du tube digestif, de ses annexes, foie, rate, reins, les lésions du système circulatoire, des organes de la respiration, et enfin, celles du système nerveux.

Tube digestif. — Pour répondre aux objections des opposants toujours trop nombreux qui n'admettent qu'avec répugnance, ou qui n'admettent pas, que l'on conclue de l'animal à l'homme, voici un parallèle des lésions gastriques expérimentales et humaines.

a. — Estomac alcoolique expérimental (1). — L'estomac est tantôt dilaté et tantôt rétracté ; ses parois sont habituellement épaissies. La tunique séreuse est la moins atteinte ; la musculeuse est hypertrophiée, et au maximum dans les régions de la petite courbure et du pylore.

La muqueuse, elle aussi, est épaissie, congestionnée, avec ou sans hémorragie ; mais l'ulcération (ou seulement l'exulcération) y est plutôt rare.

On reconnaît trois formes à cette inflammation alcoolique expérimentale.

1° Forme de catarrhe superficiel : desquamation épithéliale, hypersécrétion muqueuse ;

2° Forme d'atrophie glandulaire, avec prolifération embryonnaire ;

3° Forme de gastrite scléreuse périglandulaire, chaque glande étant séparée des voisines, par une bande de tissu conjonctif adulte coloré en rose.

b. — Gastrite alcoolique chez l'homme. — La même description pourrait servir : l'estomac est atteint d'inflammation *simple* ou *scléreuse*.

Dans la gastrite alcoolique *simple*, les dimensions de l'estomac sont variables : cet organe serait dilaté chez

---

(1) Ad. Laffitte. *Thèse*, Paris, 1892, p. 33.

les buveurs de bière, de cidre ou de vin, rétracté chez les buveurs d'eau-de-vie (d'après Lancereaux). Dans les cas typiques, les parois sont indurées et épaissies ; la muqueuse est plissée dans le sens longitudinal ; son aspect est celui de l'estomac dit à colonnes. On distingue, de distance en distance, des saillies correspondant à des dilatations kystiques ou à des polypes glandulaires et fibreux. La muqueuse est de couleur grise, ponctuée de place en place par des points ecchymotiques généralement peu étendus.

Microscopiquement, les désordres sont les mêmes pour tous les estomacs d'*alcooliques* animaux ou humains, et cela aux divers degrés. Tantôt l'inflammation est superficielle : l'épithélium (membrane de revêtement) se détache par lambeaux, et les cellules de surface, comme celles des glandes, sont en dégénérescence muqueuse (boules gommeuses inertes). Quand l'inflammation est plus forte, elle atrophie les glandes, hypertrophie le muscle, c'est-à-dire qu'elle augmente les parties accessoires au détriment de la partie utile ; entre la muqueuse et le muscle, principalement autour des glandes, on voit une foule de petits foyers hémorragiques.

Au troisième degré, l'irritation interstitielle l'emporte ; elle provoque une réaction vive du tissu inerte, de la *sclérose,* qui étouffe les glandes utiles, lesquelles ont déjà subi directement l'action atrophiante du toxique.

A tous les degrés, la gastrite peut être *ulcéreuse.* Les ulcérations sont exceptionnellement solitaires. Elles sont, d'ordinaire, multiples ; bien que minime, leur profondeur est souvent suffisante pour intéresser de petits vaisseaux qui se rompent et donnent lieu à la formation de légers caillots de surface.

De ces variétés, l'atlas anatomique de Lancereaux nous montre de beaux spécimens (planches I et II, fig. 2, etc.).

Les lésions intestinales sont, il faut le reconnaître, très mal connues. Y a-t-il des entérites alcooliques ?

Peut-on désigner sous ce nom le catarrhe chronique des buveurs d'habitude ? N'y a-t-il pas des ulcérations duodénales d'origine alcoolique ? Toutes ces questions restent actuellement sans réponse précise.

Glandes annexes. — Nous ne parlons que pour mention de la stéatose (surcharge et dégénérescence graisseuse) des glandes salivaires. Nous appelons l'attention sur les lésions probables du pancréas, de jour en jour mieux connues, parmi lesquelles figure la dégénérescence graisseuse de la cellule pancréatique et la sclérose interstitielle du pancréas, lésions qui nous font envisager comme possible l'existence de certains diabètes pancréatiques chez des alcooliques. Et nous passons à l'étude des altérations glandulaires dominantes, dans l'histoire clinique des buveurs, c'est-à-dire à l'étude des lésions du foie.

Foie. — On a écrit des volumes sur les modifications du foie sous l'influence de l'intoxication alcoolique. Depuis l'observation classique de Laënnec jusqu'à nos jours, les auteurs se sont attachés à reconnaître d'abord, dans quelle mesure les diverses boissons attaquent la glande hépatique : les uns veulent que le vin et la bière soient plus nuisibles que l'alcool proprement dit ; les autres attribuent toute l'influence à l'alcool. Pour M. Lancereaux (1), dans le vin, ce serait un principe surajouté, les sels de potasse du plâtrage, qui agiraient principalement, et cet auteur a tenté de le prouver expérimentalement.

D'autres expérimentateurs (2) ont vainement essayé de réaliser chez l'animal ce que la pratique détermine si complètement chez l'homme, des lésions péri-glandu-

---

(1) Lancereaux. *Acad. de méd.*, 1898.

(2) Straus et Bloch. — Étude expérim. sur la cirrhose du foie. *Ann. de physiol.*, 1887 — Laffitte. Ouvrage déjà cité.

laires ; ce sont toujours des lésions de la glande qu'ils ont provoquées. Nous ne pouvons songer, en quelques lignes, à prendre parti.

Nous rappellerons du reste que le vin, à la condition d'être pris en grande quantité, nous paraît être particulièrement offensif pour le foie. Il contient, en effet, à côté de l'alcool (10 pour 100 environ) les impuretés qui forment le bouquet, et aussi des composés salins, en particulier les sels de potasse (sulfate acide de potasse) qui ont suffi pour produire, dans les expériences de M. Lancereaux, des lésions cirrhotiques.

Nous ferons encore une remarque. M. Lancereaux dit que le buveur, pour faire une cirrhose du foie, doit consommer, pendant plusieurs années, une dose journalière de vin variant de 3 à 6 litres. Si nous adoptons la dose de 5 litres à 10 pour 100, cela représente 500 centimètres cubes d'alcool à 100°, c'est-à-dire l'équivalent en alcool d'un litre de cognac. Comment pourrait-on, après les expériences que nous venons de rapporter, regarder comme nulle l'action d'une quantité si considérable d'alcool, pour ne voir que celle des composés potassiques ?

La conclusion à tirer de tous ces faits, c'est que les substances capables de produire la cirrhose du foie sont multiples ; que l'alcool est incontestablement au nombre de ces substances ; que les sels de potasse, si les expériences de M. Lancereaux sont confirmées, jouissent de la même propriété ; et que le vin, pris en excès, doit être regardé comme d'autant plus apte à engendrer la cirrhose des buveurs, qu'il renferme plus d'alcool d'une part, plus de sels de potasse, d'acide succinique, etc., d'autre part (Joffroy, *Tribune médicale*, 1898, p. 110).

S'il est facile, comme on l'a dit, de constater les relations numériques de l'alcoolisme et de la cirrhose de Laënnec, il n'en est pas moins vrai que le terme de passage fait défaut entre l'atteinte primitive et la sclé-

rose qui se produit à une échéance indéterminée (1). Il
faut reconnaître, avec l'expérimentation et avec la clinique, que les lésions initiales semblent être plutôt
parenchymateuses qu'interstitielles.

Voici comment les choses semblent procéder. L'alcool
intervient toujours avec son même mode d'action : il
stimule et congestionne d'abord. Mais que son action
soit plus forte, que la dose ou la concentration augmente, à la stimulation fait place la paralysie cellulaire
et l'on note alors la diminution de l'urée, l'augmentation
des sels biliaires, la glycosurie alimentaire notable et
parfois durable, tous phénomènes qui décèlent une atteinte cellulaire. Or, la cellule a un pouvoir de défense
admirable, presque illimité ; elle réagit et triomphe pour
un temps plus ou moins long. Si sa résistance diminue,
on la voit se charger de graisse ou de pigment, ou bien
elle subit la dégénérescence granuleuse ou graisseuse
et meurt, la mort étant rarement le fait même de l'imprégnation alcoolique directe. Cette intoxication, en
effet, ne joue habituellement alors que le rôle d'adjuvant ; mais elle a une action précoce non douteuse, à
savoir celle qu'elle exerce sur les vaisseaux, et, par
ceux-ci sur le tissu cellulaire interstitiel. La congestion
habituelle du foie, avec ses poussées périodiques — et
incessantes même, chez les buveurs de profession —
entraîne la dilatation des vaisseaux capillaires ; cette
congestion a pour effet la stagnation de l'alcool, l'irritation du tissu interstitiel par ce toxique et par
l'œdème ; il en résulte un apport des cellules dont nous
avons déjà parlé (2) — cellules des foyers d'irritation, dont
le rôle est de proliférer aveuglément et de remplacer
par du tissu inerte, sans fonctions, le tissu vivant qu'elles
étouffent. Ainsi se réalise, plus ou moins lentement, la
sclérose du foie, ou cirrhose des buveurs.

---

(1) Cassaet. *Bull. méd.*, 1894, p. 967.
(2) Cellules migratrices, embryonnaires. V. p. 113.

Il ne nous paraît guère utile d'en donner ici la description. On en trouve des exemples remarquables dans tous les ouvrages classiques (Planche VII de l'atlas de Lancereaux). Ce qu'il faut signaler simplement, c'est qu'il n'y a pas *une* cirrhose alcoolique, mais bien *des* cirrhoses. Les unes sont atrophiques, avec ratatinement progressif de l'organe et étouffement plus ou moins lent du tissu glandulaire ; les autres, hypertrophiques, avec développement parallèle, comme de défense, du tissu noble et des bandes de sclérose ; dans les unes, il n'y a pas de modifications cellulaires microscopiquement apparentes ; dans les autres, il y a surcharge ou dégénérescence graisseuse des cellules du foie. Toutes circonstances qui nous expliquent, dès à présent, les différences sans nombre que nous rencontrerons entre les divers malades atteints de cirrhose alcoolique.

Quand la cirrhose du foie a la forme dite interstitielle (sclérose vraie), le foie n'est jamais seul en cause. La voie de propagation de l'inflammation chronique, c'est la veine porte, dont les ramifications vont de la surface muqueuse gastro-intestinale au foie. Or, cette veine porte est en connexions aussi intimes avec le péritoine et avec la rate ; aussi voit-on dans la cirrhose une sclérose de la rate et une péritonite chronique, qui, bien que moins importantes, physiologiquement, que la lésion du foie, ont cependant une influence considérable dans l'évolution de la maladie, principalement sur sa rapidité.

Les faits envisagés dans les lignes précédentes ont trait à des altérations aisément constatables ; à des lésions que l'alcool produit à coup sûr et à lui seul — bien que, nous devons le signaler, l'expérimentation ne les reproduise pas identiques chez l'animal. Les faits qui suivent sont plus discutables et concernent le rein, l'appareil circulatoire et les organes de la respiration.

Reins. — Le tissu glandulaire des reins, et surtout

celui qui est le siège de la sécrétion urinaire, l'épithélium, est particulièrement sensible à l'action des toxiques.
Cet épithélium glandulaire est annihilé rapidement, et
parfois même, détruit par le sublimé, par le phosphore,
par les poisons organiques et microbiens. Il ne paraît pas
aussi sensible à l'action de l'alcool. Soit que cette substance se dédouble dans l'organisme avant son élimination par le rein — puisque certains auteurs nient qu'on
retrouve l'alcool dans l'urine ; et que, en tout cas, on ne
l'y retrouve que partiellement — soit qu'elle s'y trouve
diluée au niveau des éléments glandulaires du rein, il
n'en reste pas moins ce fait de constatation matérielle :
les altérations rénales, les néphrites d'origine alcoolique
sont rares et même exceptionnelles. Lorsqu'on constate des modifications, elles sont, comme pour les autres
tissus glandulaires, d'origine surtout vasculaire. L'alcool
congestionne le rein : le buveur, on le sait, urine plus
et plus fréquemment. Il est possible que l'excès de
fonction puisse conduire à la lésion : mais rien de cela
n'est bien prouvé. Tout ce qu'on sait, c'est que chez de
vieux alcooliques, on peut voir l'épithélium rénal en
dégénérescence graisseuse, fait relativement banal et
commun à tous les états cachectiques. Pour Lancereaux,
l'altération du rein dénommée néphrite interstitielle,
non plus que la sclérose des artères, n'est une manifestation de l'alcoolisme.

Système circulatoire. — La physiologie nous apprend
que les modifications du milieu sanguin au contact de
l'alcool sont d'une importance extrême. Il paraissait
logique, dès lors, de supposer que l'altération du sang
dût retentir sur la paroi des vaisseaux sanguins ; or, les
recherches dans ce sens ne fournissent que bien peu
d'arguments positifs. Cela tient à ce qu'on envisage la
question avant de l'avoir bien précisée. Sans nul doute
l'alcool altère le système sanguin ; il séjourne dans les
capillaires et les modifie, en les épaississant progressi-

vement par sclérose. Cette sclérose se confond d'ordinaire avec celle de l'organe différencié où elle évolue ;
mais son point de départ n'en est pas moins vasculaire avant tout.

L'alcool atteint non seulement les capillaires, mais
des radicules importantes de la veine porte. Il est vrai-
semblable qu'il se comporte de même dans d'autres
parenchymes, poumons, cœur, cerveau, etc. Mais s'en-
suit-il que ce toxique attaque les *artères* (1) ? le fait est discutable. Il est nié par Lancereaux dont la compétence
n'est cependant pas douteuse en anatomie pathologique
alcoolique. Pour cet auteur, l'alcool n'a pas l'action
qu'on veut lui attribuer sur la production de la sclérose
et de la dégénérescence des artères. On doit en dire
autant de l'endocardite. Et, de fait, dans une statistique
récente d'un millier de cas, il ne nous a pas été donné
personnellement d'observer chez les alcooliques d'affec-
tions cardio-artérielles. On peut concevoir toutefois que
l'altération des petits vaisseaux capillaires qui nourrissent le cœur, entraînent peu à peu la déchéance de
fonction et même de nutrition de l'organe ; ainsi s'expli-
queraient certains cas de myocardite chronique ou dégénérescence du muscle cardiaque. Lancereaux lui-même,
dans son atlas, représente des faits de surcharge graisseuse du cœur, liés à l'action de l'alcool.

Voies respiratoires. — L'action directe de l'alcool
sur les voies respiratoires supérieures est d'observation banale : les boissons alcooliques *brûlent* la
gorge ; elles congestionnent la muqueuse de la base
de la langue et du pharynx ; les glandes et les vaisseaux
capillaires s'hypertrophient, donnant lieu à de la pharyngite chronique, variété d'angine chronique. Cette
inflammation chronique gagne les replis de l'épiglotte,

---

(1) Sur les différences de structure entre les veines, les artères et les capillaires, consulter les ouvrages d'histologie.

puis l'orifice du larynx, enfin les cordes vocales ; nous avons ainsi l'explication de la toux des buveurs, de l'assourdissement et des modifications de timbre de leur voix (voix rauque et gutturale). La propagation à la trachée nous fait comprendre la trachéite avec quintes de toux, qu'ils présentent si fréquemment et qui est quasi-spécifique. On conçoit que les voies aériennes inférieures, mal protégées par les régions supérieures, se laissent plus aisément envahir par les diverses infections broncho-pulmonaires; mais là doivent se borner nos interprétations. Faut-il attribuer à l'influence de l'alcool le développement de la bronchite chronique, de l'emphysème, de l'asthme ? Cela n'est pas prouvé. Tout ce que nous pouvons dire c'est que l'alcoolique se défend mal contre l'infection, et que, chez lui, en raison de la déchéance organique générale, les maladies pulmonaires prennent habituellement une haute gravité (pneumonie, gangrène, tuberculose).

Ce n'est pas ici un traité de pathologie, et nous ne pouvons entrer dans le détail de toutes les modifications organiques dont l'imprégnation alcoolique est, à juste titre, rendue responsable. D'une façon générale, l'alcoolisation se traduit par deux ordres de conséquences : l'*infiltration* graisseuse et la *dégénérescence* graisseuse des tissus nobles ou vulgaires, cette dernière étant l'aboutissant anatomo-pathologique de l'alcoolisme. La *sénescence* anticipée des organes et des tissus est le phénomène clinique révélateur de cette dégénérescence graisseuse. Il faut ajouter que la sénilité organique fonctionnelle est encore hâtée par le développement de la sclérose.

Ainsi s'expliquent ces diminutions, ces déchéances fonctionnelles dont nous rendent compte la physiologie et la clinique.

Il nous reste maintenant à aborder l'étude des modifications anatomiques du *système nerveux* par l'alcool.

Système nerveux. — Comme tous les poisons généraux, l'alcool entrave d'abord le fonctionnement des
parties occupant le premier rang dans la hiérarchie organique ; et, la nutrition étant en rapport, dans les organes, avec leur importance fonctionnelle, il n'est pas
surprenant que ce soient surtout les tissus à nutrition
rapide, le tissu nerveux en particulier, qui souffrent
d'abord du contact d'un corps exosmotique et déshydratant. D'ailleurs, il ne s'agit pas seulement ici d'un effet
à distance, mais bien d'une action directe : l'analyse
chimique démontre que l'alcool en nature se trouve
au maximum dans les centres nerveux, et particulièrement dans l'encéphale, au cours des intoxications aiguës.

L'alcool déshydrate la substance nerveuse, cellule et
névroglie (1) ; il imprègne la cellule ; il modifie la circulation capillaire locale. Cette dernière action est la
plus puissante, et son premier effet est un certain
degré de congestion locale. Longtemps cette congestion est toute physiologique, ne se traduisant que
par des troubles fonctionnels (dont l'énumération
est faite ailleurs) ; longtemps la cellule nerveuse, la
névroglie, les vaisseaux sanguins même résistent.
Mais, malgré toute sa vitalité, et malgré son énergie
de réaction, le système nerveux, comme les autres
milieux organiques, se laisse modifier peu à peu par
l'imprégnation toxique. Ses altérations varient d'ailleurs suivant que l'effet nocif porte sur les centres ou
sur les nerfs périphériques ; ou, pour parler plus exactement, les lésions, habituellement diffuses, peuvent
affecter certaines localisations spéciales qui ont permis
de créer des variétés anatomiques.

Nos moyens d'investigation, il faut le reconnaître, sont
encore bien imparfaits. N'est-il pas surprenant qu'alors
que l'analyse chimique fait retrouver une notable partie

---

(1) Névroglie, tissu interstitiel de la substance nerveuse.

de l'alcool (ou de l'aldéhyde qui en dérive), dans les centres nerveux, il soit impossible de déceler l'existence
d'une lésion quelconque dans les cas de mort au cours
du *delirium tremens* ou même dans les faits d'intoxication
suraiguë, avec mort en quelques heures, après absorption d'un demi-litre ou d'un litre d'alcool ?

Au cas, plus habituel, d'empoisonnement chronique,
voici à peu près comment les choses se passent. Les
doses quotidiennes ou répétées d'alcool provoquent
une paralysie vaso-motrice de toute la région cépha-
lique : suivant l'expression vulgaire, le sang monte à la
tête. Il monte surtout au cerveau, et son effet dominant
est de provoquer la congestion des vaisseaux innombrables qui abordent l'écorce du cerveau, soit par sa
profondeur, soit surtout de dehors en dedans, par les
méninges. Les vaisseaux capillaires sont gorgés au maximum ; il y a stase sanguine, transsudation de sérosité,
œdème local. Or, la répétition de ces phénomènes conduit, soit lentement, soit par poussées, à l'induration de
la substance nerveuse corticale — en un mot, à la sclérose cérébrale. Cette sclérose étouffe peu à peu les
éléments nobles, les cellules, ainsi que le dénote la
déchéance intellectuelle progressive.

Mais les phénomènes peuvent subir une aggravation
soudaine, du fait de l'évolution ultime des lésions
ordinaires ou du fait d'une complication liée presque
toujours à une poussée d'alcoolisme aigu. Cette complication a lieu dans la zone méningée. L'alcool paraît avoir une action irritante directe sur les trois
membranes méningées : la dure-mère, l'arachnoïde et
la pie-mère, fortement congestionnées, s'épaississent,
se fusionnent et adhèrent à la substance sous-jacente.
L'arachnoïde présente fréquemment des plaques blan-
châtres, plus ou moins épaisses et étendues, qui sont
l'indice d'une inflammation chronique. La dure-mère est
plus épaisse encore, l'inflammation la recouvrant sur
ses deux faces de fausses membranes dans lesquelles,

ou sous lesquelles, rampent de gros vaisseaux dilatés et friables. Survienne une congestion nouvelle un peu plus intense, ces vaisseaux peuvent se rompre : il se produit une hémorragie méningée qui frappe le sujet soit d'apoplexie, suivie de mort, soit d'accidents convulsifs ou paralytiques irrémédiables.

A côté de ces phénomènes qui lui sont extérieurs et retentissent indirectement sur lui, l'encéphale est intimement et profondément touché pour son compte.

Il est vrai de dire que l'histologie des lésions encéphaliques n'est pas définitivement établie : sans doute les cellules pyramidales grandes et petites de l'écorce cérébrale — foyer de l'intelligence, de la motricité et de la sensibilité — sont modifiées; mais on ne peut apprécier la part personnelle qui leur revient. Il s'agit surtout, dans l'alcoolisme chronique, de lésions vasculaires: stéatose et ramollissement athéromateux des artérioles; et ces lésions expliquent précisément les troubles de nutrition des éléments cellulaires et les désordres interstitiels (sclérose de la névroglie).

Pour le cerveau, comme pour les autres viscères, lorsque l'alcool frappe, c'est surtout par l'intermédiaire du système sanguin et du tissu interstitiel : les désordres cellulaires, bien que premiers en date, semblent rester longuement à l'état dynamique, leurs altérations matérielles n'étant que très tardives ou même terminales.

Les alcooliques ont de l'incertitude des mouvements (mains, membres inférieurs, etc.), aboutissant parfois à une sorte de paralysie. Il est donc indiqué de rechercher dans la moelle la raison d'être de ces troubles moteurs; or, à part de très rares exceptions, l'examen anatomique de la moelle reste négatif. Nous allons insister sur ces faits à propos de la modification anatomique nerveuse la mieux connue de l'alcoolisme, *la névrite périphérique*.

Nerfs. — La structure essentielle d'un nerf se ramène

à un filet central, émané des cellules nerveuses ou, du moins, en contact avec les prolongements des cellules : c'est là le cylindre d'axe ou cylindre-axe, qui va du centre nerveux à la périphérie comme conducteur nerveux, et qui se termine par des arborisations, par des renflements, par des plaques nerveuses (appareils de sensibilité, de motricité, etc.). Ce cylindre-axe, l'élément même du nerf, est entouré ou non d'une gaine de matière grasse, la myéline, et le tout est recouvert d'une membrane ou gaine de Schwann ; myéline et gaine subissant des étranglements successifs qui délimitent des segments nerveux, véritables unités anatomiques, comme le démontre la pathologie.

Physiologiquement, un nerf n'est rien par lui-même ; il n'existe qu'en raison de ses relations avec les centres nerveux ; mais, anatomiquement, le nerf périphérique se montre comme composé de segments successifs qui peuvent être intéressés directement et primordialement. De même que le curare localise son action sur la plaque terminale motrice, de même l'alcool ou plutôt certains produits (essences) des boissons alcooliques portent leurs effets sur les segments nerveux, qu'ils désorganisent en frappant les gaines de myéline d'abord (et plus ou moins rarement le cylindre-axe) : c'est ce qui constitue la névrite segmentaire périaxile.

Nous n'avons pas ici à entrer dans le détail des faits anatomiques. Ce que nous devons mentionner, c'est l'extrême dissémination possible de cette névrite qui touche d'ordinaire, avec un maximum de fréquence et d'intensité, les nerfs de la vie de relation, les nerfs des muscles extenseurs des membres inférieurs, puis ceux de l'avant-bras ; c'est la superficialité de ces altérations nerveuses, d'où leur curabilité habituelle quand le sujet est soustrait à temps à l'imprégnation toxique ; c'est, par contre, la possibilité pour la névrite de frapper des nerfs d'importance fonctionnelle extrême, comme le nerf phrénique, ou absolument vitale, comme le nerf pneumo-

gastrique ; la possibilité aussi de frapper les segments
nerveux d'une façon irrémédiable.

Il y a encore lieu de signaler les modifications qui
portent sur certains nerfs sensoriels et, en particulier,
les altérations fonctionnellement si graves qui atteignent les nerfs optiques (ce qui sera décrit à l'exposé
clinique en un chapitre à part).

En raison de la dissémination des effets du toxique sur
les éléments nerveux, il était permis de se demander
si réellement les centres n'étaient pas en cause, surtout
dans ces cas où il y a incurabilité et à fortiori dans ceux où
la mort peut survenir. — Eh bien ! les paralysies dissé-
minées des alcooliques sont véritablement dues à des
lésions des nerfs périphériques. Exception faite pour
un cas mal précisé de Vierordt, et pour une observation
remarquable d'Achard et Soupault (1895), où ces auteurs
ont relaté des lésions des cellules des cornes motrices
de la moelle, on doit interpréter les paralysies dites
alcooliques, à l'aide de la névrite périaxile, avec per-
sistance du cylindre-axe dans les formes légères, avec
dégénérescence wallérienne (interruption et disparition
secondaire du cylindre-axe) dans les formes graves.

Il va sans dire que les altérations des éléments nerveux moteurs ont leurs conséquences habituelles sur le
muscle et sur les parties fibreuses : atrophie, dégénérescence, sclérose, rétractions (ces dernières par action
continue des masses musculaires antagonistes restées
saines), d'où peuvent résulter des déformations et de
véritables infirmités incurables, alors même que la paralysie névritique a guéri.

Nous n'avons pas à nous étendre sur ces détails, non
plus que sur tous ceux qui concernent les atteintes
profondes de l'organisme chez les alcooliques invétérés
dont l'estomac, le foie et la plupart des viscères sont
lésés : il s'agit simplement alors de troubles de la nutrition générale, tels qu'on les retrouve chez la plupart
des cachectiques.

§ II. — Étude clinique de l'alcoolisme

« Le mot *alcoolisme*, créé par Magnus Huss pour dési-
« gner l'ensemble des phénomènes résultant de l'action,
« sur l'organisme, des excès de boissons distillées, a
« été plus tard étendu, d'après l'idée que les accidents
« liés à l'abus des boissons fermentées, proviennent
« surtout de l'alcool qu'elles renferment. Mais, depuis,
« étant parvenu à séparer cliniquement les désordres
« produits par le vin, par l'alcool et par les boissons
« avec essences, nous avons classé sous trois chefs les
« effets dus à l'usage immodéré des boissons :
« 1º L'intoxication par le vin ou *œnilisme* ;
« 2º L'intoxication par les alcools, eau-de-vie, rhum,
« cognac, etc., ou *alcoolisme* ;
« 3º L'intoxication par l'absinthe et liqueurs simi-
« laires, ou *absinthisme*.
« Ces intoxications sont, d'ailleurs, *aiguës*, lorsqu'elles
« succèdent à un seul excès et disparaissent avec lui ;
« *chroniques,* lorsqu'elles parviennent à imprimer à l'or-
« ganisme des modifications sérieuses et durables. »
(Lancereaux).

Nous reviendrons sur ces distinctions qu'il faut
prendre en considération, en raison de la valeur des
assertions d'un maître comme Lancereaux, sur le sujet
qui nous occupe ; mais, comme il est rare que les
causes d'intoxication soient suffisamment séparées dans
la pratique, comme les effets toxiques ont de grandes
analogies, malgré la diversité plus ou moins marquée
des causes, nous acceptons avec la majorité des auteurs
qu'il y a lieu de maintenir des tableaux cliniques
mixtes, pour ainsi dire, répondant aux effets complexes
sur l'organisme humain de toxiques *réunis* et *combinés*
comme les composants du vin, comme les divers alcools,
comme les produits à essences. — Ces effets complexes

constituent le type *mixte* de l'alcoolisme avec sa forme
aiguë et sa forme chronique.

ALCOOLISME AIGU

En premier lieu, l'étude doit porter sur *l'alcoolisme
aigu* ou série des accidents immédiatement consécutifs
à l'absorption rapide d'une quantité exagérée d'alcool.

Mais l'éclosion des accidents est préparée par des
influences qui ont, sur l'intensité et sur la durée des
troubles pathologiques, une action considérable ; et
comme toute manifestation morbide, l'alcoolisme aigu
relève de causes *prédisposantes* importantes: l'hérédité,
l'âge, la profession.

a) HÉRÉDITÉ. — Certains sujets sont tarés héréditaire-
ment, et leur système nerveux ne peut supporter, sans
faiblir ou sans succomber, des doses d'alcool qui n'influenceraient pas ou qui n'influenceraient qu'à un degré
moindre, des sujets normaux. Les fils d'alcooliques,
en particulier, semblent présenter devant l'alcool une
résistance notablement diminuée. Si, comme nous
l'avons vu, la mithridatisation est possible jusqu'à un
certain point contre le toxique alcool, cette propriété
d'accoutumance et de résistance ne se transmet pas aux
descendants du buveur : c'est le contraire qui paraît
avoir lieu.

b) AGE. — Plus le sujet est jeune, plus il est sensible
au toxique. Ce fait d'évidence se passe de démonstration.

c) INFLUENCES PROFESSIONNELLES. — Certains sujets
sont, par leurs travaux, exposés à des intoxications
variables (plomb, sulfure de carbone, etc.); beaucoup
sont surmenés, fatigués. Dans ces conditions, l'action
toxique de l'alcool est puissamment aidée. Mais il n'est
peut-être pas de cause prédisposante plus énergique que
l'état de vacuité de l'estomac chez tant de gens qui
boivent à jeun.

Enfin, chez un sujet plus ou moins modifié défavora-
blement par les conditions précédentes, le poison
intervient par sa quantité et par sa qualité ou mieux par
son degré de nocuité (concentration, impuretés, addition de produits volatils, essences, etc.) Les causes
efficientes vont agir sur le terrain qu'ont préparé les
causes prédisposantes.

On connaît les allures habituelles de l'ivresse. En
voici le tableau tracé de main de maître :

« Sous l'influence de l'ingestion trop abondante d'une
« boisson alcoolique, survient une excitation générale :
« la force musculaire s'accroît, les yeux brillent, la figure
« devient resplendissante, animée, les sourcils sont fron-
« cés, le courage est intrépide, la sensibilité exaltée, et
« il survient un sentiment de vertige, agréable d'abord,
« pénible ensuite ; la vue s'obscurcit, ou bien il se pro-
« duit de la diplopie, des bourdonnements d'oreilles,
« puis les sens s'émoussent, la démarche se montre in-
« certaine et vacillante, la parole s'embarrasse, les idées,
« pressées et abondantes, se présentent avec désordre.
« Aux inspirations d'un esprit stimulé succède un bavar-
« dage inepte, des discours sans liaison, puis les idées
« diminuent, et parfois il ne reste plus qu'une idée fixe.
« Le caractère, d'abord gai et joyeux, tourne à la sus-
« ceptibilité, à la défiance, à l'irascibilité ; les jugements
« perdent leur justesse, deviennent incomplets, hasar-
« dés. Chacun découvre alors avec candeur ses mœurs
« et son caractère ; d'où l'adage : *in vino veritas*. — Ce-
« pendant la conception délirante n'est pas toujours en
« rapport avec l'état d'esprit des individus, car on voit
« assez souvent des hommes timides changer leur carac-
« tère, devenir querelleurs et méchants, etc.

« Les mouvements perdent leur précision, les yeux
« obscurcis sont hagards ; la démarche incertaine,
« saccadée, titubante finit par devenir impossible, et le
« malheureux buveur tombe sans pouvoir se relever. —
« Un certain degré d'analgésie et d'anesthésie succède à

« l'exaltation de la sensibilité, l'intelligence s'anéantit et,
« en dernier lieu, survient un état de collapsus plus ou
« moins profond avec relâchement des sphincters et dila-
« tation des pupilles. Pendant ce temps la respiration
« s'accélère, son rythme se modifie et la quantité d'acide
« carbonique expirée diminue ; plus tard elle se ralentit,
« s'embarrasse, devient stertoreuse et il se produit une
« véritable asphyxie. » (Lancereaux.)

Voilà pour l'ensemble des symptômes nerveux qui
peuvent appartenir à toute ivresse légère ou même de
moyenne intensité. Mais il est rare que tout se borne
là, et il n'y a pas, à vrai dire, d'ivresse sans quelques
troubles digestifs ; même légère, l'intoxication alcoo-
aiguë amène habituellement une gastrite de défense
(vomissement), qui aboutit au rejet d'une partie du
toxique.

Quand il s'agit d'une intoxication plus forte, le sujet
va réagir avec ses prédispositions organiques spéciales.
« Certains sujets, dit Richardière, souffrent de l'alcool
« par le système nerveux, d'autres par le tube digestif. »
Pour Lancereaux, nous le savons, ces différences de
réaction proviennent de la nature différente des produits absorbés. Quoi qu'il en soit de leur explication, les
manifestations cliniques de la gastrite des ivrognes sont
les suivantes : le malade est atteint d'embarras gastrique
aigu, avec douleur plus ou moins marquée à la région
gastrique ; il y a inappétence, soif vive, nausées, parfois
vomissements alimentaires ou bilieux ; la langue est
blanche, l'haleine fétide. Il en est ainsi, d'ailleurs, que
la gastrite procède d'un alcoolisme aigu de hasard ou
qu'elle représente une poussée paroxystique au cours
de l'alcoolisme chronique.

Mais les cellules du foie sont rapidement atteintes
par l'alcool ; aussi est-ce plutôt à titre de gastro-hépatite
que se présentent les accidents d'intoxication dont il
est actuellement question. Cette participation du foie
se révèle dans bon nombre de cas par une teinte jaune

passagère des conjonctives, et aussi, assez souvent, par un véritable catarrhe des voies biliaires, sous cette forme de jaunisse que son origine a permis de dénommer d'une façon peu élégante, mais expressive, ictère « a crapula ».

Durant cet ictère et aussi chez les buveurs d'habitude, à l'occasion de tout excès, le foie se montre augmenté de volume ; parfois, cet état congestif est douloureux.

Qu'elle dure quelques heures, ou qu'elle se prolonge quelques jours, grâce aux désordres organiques superficiels qu'elle a entraînés, l'intoxication aiguë, comme l'ivresse qui la traduit, est éphémère et guérit habituellement, surtout s'il s'agit d'une première ou d'une des premières atteintes. Quand il s'agit de phénomènes aigus au cours d'un alcoolisme chronique déjà bien accentué, les symptômes, en particulier les désordres nerveux (delirium tremens), forment un type morbide bien défini dont l'étude appartient à l'alcoolisme chronique.

C'est tout à fait à part, et en quelque sorte à titre de document expérimental, qu'il faut envisager l'intoxication aiguë assez grave pour être mortelle. Après l'absorption d'une dose massive, variant entre le quart et les deux tiers d'un litre d'alcool, le buveur tombe privé de connaissance, de sensibilité et de mouvement — comme foudroyé. Il est plongé dans le coma, et quelquefois, par intermittences, il est agité de secousses convulsives ; la respiration s'embarrasse rapidement et la mort arrive dans un temps qui peut varier d'une demi-heure à quinze ou vingt heures, d'après Tardieu.

Est-ce à dire que l'ivresse ne soit jamais fatale que dans les formes extrêmes, dans lesquelles la mort survient par intoxication nerveuse ? Nous savons bien que la mort peut encore arriver du fait du refroidissement excessif, quand, à l'hypothermie toxique, s'adjoint un refroidissement progressif, comme il arrive chez l'ivrogne qui reste exposé au froid.

Mais tous ces faits n'ont qu'un bien minime intérêt, et, pour le pathologiste comme pour le sociologiste, c'est l'étude de l'alcoolisme chronique qui prend toute l'importance.

ALCOOLISME CHRONIQUE

L'ingestion en excès du vin — à doses suffisamment répétées et pendant un temps qui varie, suivant les sujets observés, de quelques semaines à quelques mois ou à quelques années — peut causer un ensemble de modifications organiques bien caractérisé, constituant l'*œnilisme chronique* de Lancereaux. Si les excès ont porté sur l'alcool, c'est l'alcoolisme chronique proprement dit qui en résulte; si l'absinthe est en cause, c'est l'absinthisme chronique.

Il y a lieu réellement de reconnaître des caractères particuliers à ce dernier mode d'intoxication, chez les sujets qui s'y soumettent presque exclusivement : mais d'habitude, le buveur est éclectique ; les produits qu'il ingère (vins, eaux-de-vie, rhums, etc.) combinent leurs effets pour réaliser un type morbide *mixte,* dans lequel il est bien plus facile de reconnaître l'alcoolisme en général, que l'effet de tel ou tel produit alcoolisé en particulier. Aussi, nous réservant d'étudier à part l'absinthisme, allons-nous exposer ce qui concerne l'alcoolisme en général, c'est-à-dire l'ensemble des détériorations organiques lentes produites par l'intoxication prolongée.

Comment se prépare et se réalise l'alcoolisme chronique : étiologie. — Ici, les conditions d'*hérédité*, d'ailleurs difficiles à définir, se retrouvent avec toute leur valeur (dégénérescences nerveuses, névropathie, alcoolisme chez les ascendants, etc.). L'*âge,* le *sexe* n'interviennent que dans la mesure où ils restreignent ou favorisent la fréquence de l'intoxication. L'influence de la profession du sujet prend une importance dominante ; et, pour peu qu'on ait eu à étudier à ce point de vue les malades de la ville et ceux des services hospitaliers, il est facile d'arriver à une sorte de groupement hiérarchique des professions. Nous n'avons pas à développer ce côté si intéressant de la question, mais nous avons à rechercher, par quelles infractions à l'hygiène, les différents intoxiqués réalisent leur alcoolisme chronique.

C'est un chapitre fort chargé de détails que celui des causes d'alcoolisation chronique — et même, n'étaient les tristes conséquences du hideux vice, certaines particularités de l'étiologie ne manqueraient ni de pittoresque ni d'imprévu. Ces particularités diffèrent, d'ailleurs, suivant le milieu social où on observe.

Chez l'ouvrier, on boit le matin à jeun, pour *tuer le ver* ; on prend l'*apéritif* avant les repas ; on boit le vin pur en mangeant (un demi-litre ou un litre par repas); contre la fatigue, contre la chaleur, contre le froid aussi, on se désaltère, qui avec du vin, qui avec des mixtures alcooliques.

Chez bon nombre de commerçants, le vin blanc du matin et les apéritifs sont également de mise ; et, comme la plupart des affaires se traitent en buvant, soit chez le marchand de vin, soit au café, soit à domicile, négociants et courtiers arrivent facilement à l'alcoolisme.

Quant à ceux dont le métier consiste à trafiquer de l'alcool, il n'y a pas à rappeler comment se réalise chez eux l'intoxication.

Dans la classe aisée, les uns deviennent alcooliques par des habitudes de café qu'entretient l'oisiveté ; les autres, par la bonne chère et par le luxe de la table, luxe consistant trop souvent en vins recherchés et en liqueurs vieillies. Nombre de sujets riches deviennent alcooliques au régime d'un apéritif avant les repas, d'une bouteille de vin pur aux repas et du petit verre à la fin du déjeuner et du dîner.

La vie sédentaire aidant, ces doses de produits alcoolisés ont leur effet intégral, et l'alcoolisme se révèle plus ou moins vite : c'est ainsi qu'une statistique d'Alison (1) (de Baccarat), sur un certain nombre de cas de cirrhose alcoolique, montre que cette affection se manifeste chez les gens à profession sédentaire, dans une plus forte proportion que chez les individus qui travaillent et éliminent beaucoup.

Chez la femme, le mode d'intoxication diffère suivant le milieu social ; la femme de l'ouvrier accompagne souvent celui-ci au cabaret et arrive à prendre ainsi des habitudes d'intempérance. Il est à remarquer que le vulnéraire, l'absinthe et les liqueurs à essence, sont particulièrement prisées par la femme, si bien que l'absinthisme tend à devenir aussi fréquent chez elle que chez l'homme. Dans d'autres milieux, l'usage immodéré de l'eau de mélisse, les verres de malaga chez le pâtissier sont la cause de l'intoxication chronique.

Enfin, dans certains pays, on donne aux enfants en bas âge, sous prétexte de les fortifier, du vin et de l'eau-de-vie, de la soupe à l'alcool (comme cela se pratique en Normandie), et on arrive de cette manière à imprégner chroniquement leur organisme.

Mais, indépendamment de ces conditions, il y a dans la réalisation de l'alcoolisme chronique un facteur prépondérant qui relève de la psychologie morbide. Entre tant de gens sollicités par les mêmes séductions, comment se fait-il que les uns y résistent ou restent des modérés, tandis que d'autres tombent dans l'ivrognerie, sans se soucier de leur foyer qui souffre et de leur situation qui périclite ? Il faut admettre jusqu'à un certain point, chez l'ivrogne, une tare cérébrale constituée par une prédisposition à se laisser entraîner et à ne pas résister à ses penchants, ou même, dans les cas

---

(1) *Archives génér. de méd.*, sept. 1888.

extrêmes, un manque de sens moral. « Ne devient pas buveur qui veut : l'ivrognerie est une maladie, un état morbide du cerveau », dit Legrain.

La susceptibilité des individus vis-à-vis de l'alcool et la période d'excès nécessaire pour réaliser l'intoxication chronique varient beaucoup. Ici entre en jeu la résistance des sujets : les enfants sont particulièrement sensibles, et, à la suite de peu d'excès, on peut voir apparaître chez eux le *delirium tremens*, la cirrhose atrophique. Les individus surmenés, débilités, mal nourris, ceux qui boivent à la suite de chagrins, de misère, présentent des accidents plus précoces. C'est ainsi qu'il faut se méfier de l'alcool donné à des convalescents : Babinski a vu apparaître une paralysie des extenseurs, chez une jeune femme qui, pendant des suites de couches pénibles, avait absorbé du champagne d'une façon un peu prolongée.

Comment se traduit extérieurement l'alcoolisme chronique : signes et symptômes. — L'alcoolisme chronique ne se révèle pas toujours de la même façon. Il y a une période d'*alcoolisme latent,* pendant laquelle l'intoxication s'établit petit à petit et où on observe peu de symptômes : diminution de l'appétit, langue blanche et saburrale le matin à jeun et un peu de tremblement, qu'il est nécessaire de rechercher.

Cet état latent d'imprégnation pourra se démasquer dans différentes circonstances. A l'occasion d'une chloroformisation, on observera une agitation particulière du sujet nécessitant l'emploi de la force pour le maintenir, une loquacité bruyante, de la congestion de la face, des vomissements glaireux, une longueur inaccoutumée de la période préanesthésique suivie de sommeil profond avec stertor.

D'autres fois, à l'occasion d'une maladie aiguë fébrile, un délire actif d'une durée de plusieurs jours apparaîtra chez un malade que rien ne pouvait faire soupçonner d'alcoolisme. Le *delirium tremens* peut éclater d'emblée dans ces conditions.

Quelquefois on découvre l'alcoolisme chronique en s'enquérant du régime antérieur d'un malade chez lequel on constate un début de tuberculose pulmonaire.

Mais, d'une façon générale, l'usage immodéré des boissons alcooliques produit rapidement des désordres qui se manifestent principalement sur le tube digestif et les glandes annexes et sur le système nerveux.

1° *Tube digestif.* — La bouche est amère, pâteuse au réveil, et tandis que la soif est augmentée, l'appétit diminue ou se perd presque complètement ; quelques bouchées d'aliments solides suffisent, d'autant plus que l'ingestion des liquides variés, qui ont précédé et qui suivront le repas, donnent au buveur l'illusion d'être suffisamment soutenu. La langue est blanche, saburrale, quelquefois rouge et fendillée. Bientôt apparaît la *pituite matinale* caractéristique. Au saut du lit, le buveur est pris de nausées, et, tantôt facilement, tantôt au prix de pénibles efforts qui lui congestionnent la face, il vomit un liquide blanc, filant, visqueux. Lorsque les efforts se prolongent, le liquide glaireux devient un peu floconneux et mélangé à une certaine quantité de bile amère qui constitue la pituite verte. Alors disparaît la sensation pénible et la constriction épigastrique, mais la bouche reste empâtée et sollicite la boisson.

Les digestions restent aisées, assez longtemps même, malgré les accidents du matin ; mais peu à peu elles deviennent pénibles, avec sensation de lourdeur, de chaleur dans l'estomac, éructations et renvois acides cuisants (pyrosis).

La sécrétion du suc gastrique est d'abord augmentée ; elle diminue par la suite. Les tuniques enflammées sont frappées d'atonie et souvent la dilatation d'estomac s'installe. La distension du viscère est favorisée chez certains sujets, en particulier chez les buveurs de bière, par l'ingestion des grandes quantités de liquide ;

il en résulte de la stase alimentaire et des fermentations anormales, qui sont la cause des crampes d'estomac et des sensations de lourdeur dont se plaignent les buveurs invétérés.

Lorsque la gastrite alcoolique a produit ces altérations dont nous avons parlé plus haut, il n'est pas rare de voir apparaître des accidents plus graves, à savoir des vomissements sanglants (hématémèse) : quelquefois peu abondants et répétés, leur violence en certains cas compromet ou achève rapidement la vie du malade. Des hématémèses dues à un autre mécanisme peuvent accompagner la cirrhose du foie.

Les *troubles intestinaux* ne sont pas particulièrement fréquents. Mais les lésions chroniques qui se développent parfois, occasionnent des douleurs, de la constipation ou de la diarrhée.

Des lésions de *péritonite chronique* peuvent se développer chez l'alcoolique ; elles coexistent fréquemment avec la cirrhose du foie et entrent, pour une part, dans la production du liquide ascitique. On voit parfois une péritonite tuberculeuse compliquer cette lésion péritonéale.

2° *Glandes annexes de l'intestin*. — L'alcool, qu'il soit pris à dose massive ou à petites doses répétées pendant longtemps, produit des troubles manifestes et variés sur le *foie*. Mais quelle est la nature spécifique de ce trouble, et quelle part faut-il faire aux nombreuses substances qui entrent dans la composition des liquides alcooliques, c'est ce qu'il est difficile de déterminer, et nous allons passer en revue les diverses études qui ont été faites à ce sujet.

Si l'on s'adresse à l'expérimentation animale, on voit que l'action de l'alcool sur le foie a surtout pour effet de produire de la graisse (1). Il est fréquent, dans les

---

(1) Laffitte. *Thèse*, Paris, 1892.

autopsies de buveurs, de rencontrer le foie gras : Formad (1), sur 255 autopsies d'alcooliques, trouve 220 gros foies graisseux et 6 foies atrophiés.

M. Lancereaux enseigne depuis longtemps que l'alcool produit sur le foie la dégénérescence graisseuse, et par contre il incrimine surtout le vin dans la production de la sclérose hépatique ; les impuretés du vin et en particulier le bisulfate de potasse en seraient les agents, et il a pu produire des cirrhoses expérimentales avec le bisulfate de potasse. Cette opinion est contraire à celle des auteurs allemands et anglais : Frerichs, Strumpell (2), parmi les Allemands, attribuent la cirrhose du foie à l'abus des eaux-de-vie, et de fait, ces liquides sont particulièrement consommés dans la région du Nord, où la cirrhose est fréquente, tandis qu'on la rencontre rarement en Bavière, où la bière est la boisson courante.

Beaucoup d'autres auteurs (Magnus Huss, Magnan, Dujardin-Beaumetz, etc.) attribuent la cirrhose à l'abus des liqueurs fortes en alcool et aux liqueurs à essence. On sait, du reste, que le foie clouté est fréquent en Angleterre, où on le nomme couramment *gindrinker's liver*, foie des buveurs de gin.

Devant ce double fait que la cirrhose atrophique se rencontre chez les non alcooliques, dans une proportion variant avec les auteurs, de 16 à 17 pour 100, et qu'on ne la rencontre pas en grande proportion chez les alcooliques, on a cherché à incriminer d'autres causes. Pour certains, les troubles dyspeptiques, qui précèdent toujours la cirrhose, seraient une cause adjuvante de l'irritation chronique et de la sclérose du foie, par la production et le passage dans le foie, des poisons et ptomaïnes dues aux fermentations anormales. L'alcool

---

(1) FORMAD. *Pathol. Soc. of Philadelphia*, 12 novembre 1885.
(2) STRUMPELL. Die Alkoholfrage. Leipzig, 1893.

serait à l'origine du mal en créant ces troubles digestifs. Les travaux de MM. Hanot et Boix (1) viendraient
à l'appui de cette manière de voir.

Laffitte est porté à admettre des infections gastro-
intestinales par le système porte. Enfin, mentionnons
que, d'après Ramond (2), la cellule hépatique stupéfiée
par l'alcool n'arrêterait plus, pour les transformer, les
poisons intestinaux, dont le pouvoir irritatif sur le tissu
conjonctif péri-vasculaire produirait la sclérose.

Nous avons vu qu'après l'ivresse on peut observer
l'apparition d'un *ictère bénin*, passager, dit *a crapula*.
Quelques jours après l'excès et au milieu d'un embarras
gastrique, on voit apparaître la teinte jaune des téguments et des conjonctives. L'appétit est nul, les vomissements et la diarrhée sont fréquemment observés ;
les selles sont décolorées. Le foie est un peu douloureux et augmenté de volume. On note une fièvre
légère, du ralentissement du pouls et un abattement
plus ou moins marqué ; tout rentre généralement dans
l'ordre au bout d'une quinzaine de jours.

Dans des cas exceptionnels, après une absorption
considérable d'alcool (Leudet) ou chez des sujets déjà
intoxiqués depuis longtemps, on a pu observer de l'*ictère
grave*, affection comparable à l'intoxication aiguë phos-
phorée et amenant la mort en quelques jours ;

A la période des pituites matutinales, il est presque
constant d'observer de la *tuméfaction du foie*, et, au bout
de 5 ou 6 années d'excès, il est de règle de la rencontrer (3). On perçoit le foie au-dessous du rebord costal,
qu'il dépasse de plusieurs centimètres, tandis qu'il
atteint assez vite le mamelon et qu'il remonte de un

---

(1) HANOT et BOIX. Congrès de Rome, et BOIX, Le foie des épileptiques.
Thèse, Paris, 1895.

(2) RAMOND. *Presse médicale*, 1898.

(3) FR. GLÉNARD, de l'alcoolisme insidieux (*Soc. de méd. de Paris*
24 févr. 1900).

à deux travers de doigt plus haut, comme si l'augmentation de volume se faisait de préférence à la partie supérieure de cet organe (Lancereaux).

Cette hypermégalie hépatique s'accompagne parallèlement de tuméfaction de la rate.

Au cours de la tuméfaction du foie, et à l'occasion des excès dépassant la dose habituelle du buveur, on voit se produire des poussées de *congestion du foie*. Le foie augmente encore de volume, et devient plus douloureux à la pression ; les sclérotiques prennent une teinte subictérique, puis la peau se colore ; il y a de la diarrhée bilieuse ; il y a de plus de la fièvre par accès intermittents, et le pouls est lent dans l'intervalle des accès. On peut observer des hémorragies (et l'épistaxis est surtout fréquente), de la céphalalgie et de la courbature. Cet état dure un temps variable. Il est symptomatique d'une *hépatite subaiguë* et lorsqu'il se produit plusieurs poussées, entre lesquelles le foie reste toujours un peu tuméfié, une vraie cirrhose hypertrophique alcoolique est constituée.

Cirrhose hypertrophique alcoolique. — Elle est plus fréquente chez l'homme et à l'âge adulte. Nous en connaissons la période de début ordinaire, plus ou moins longue, constituée par des poussées congestives sur un foie atteint d'hépatite subaiguë. Ce sont encore des troubles digestifs continus, des sensations de lourdeur et de douleur dans l'hypocondre droit, avec irradiation dans l'épaule droite, une teinte subictérique intermittente des téguments, un peu de gêne de la circulation, se traduisant par un œdème pré-tibial.

Plus rarement, la période d'état peut se montrer brusquement après une période latente.

L'ascite se produit d'une manière insidieuse. Elle n'arrive pas à être très abondante, mais elle nécessite toutefois la ponction. On constate alors un gros foie, qui peut dépasser jusqu'à quatre travers de doigt, le rebord des fausses côtes, et remonter jusqu'au quatrième espace intercostal, en se prolongeant à gauche assez loin. La consistance est ferme ; à la palpation, le bord antérieur est arrondi et épaissi, avec quelques irrégularités. Il existe une circulation veineuse collatérale de la paroi abdominale, mais moins développée que dans la cirrhose atrophique. L'œdème des membres inférieurs (envahissant la verge et le scrotum), les varices, les hémorroïdes sont aussi fréquents. La rate suit un développement hypertrophique parallèle.

Les signes, du côté des poumons et de la plèvre, du côté du cœur, sont les mêmes que ceux que nous verrons dans la cirrhose atrophique.

La tendance aux hémorragies est plus précoce. Les épistaxis sont fréquentes et répétées ; on observe aussi du purpura, de l'hématémèse, du melœna.

La maladie peut avoir une marche fatale et se terminer par une des complications ou par l'insuffisance fonctionnelle du foie et de l'ictère grave.

Mais il est remarquable que, par un régime lacté sévère, par la suppression de toute boisson alcoolique et en ponctionnant un certain nombre de fois l'ascite, on puisse voir rétrocéder les symptômes et obtenir une guérison relative. Un certain nombre d'auteurs admettent qu'un stade hypertrophique de la maladie précède un stade atrophique et que la cirrhose atrophique, dont les lésions sont d'ailleurs de même ordre, n'apparaîtrait qu'ensuite.

Cirrhose alcoolique atrophique. Cirrhose de Laënnec. — C'est en général chez l'adulte qu'on l'observe ; mais les enfants n'y échappent point.

Indépendamment de la cause efficiente — et nous avons exposé les opinions différentes émises à ce sujet, — il faut faire une place aux mauvaises conditions d'hygiène et d'alimentation : la cirrhose est plus fréquente chez les gens à profession sédentaire et chez ceux qui, mangeant peu, boivent beaucoup. Hanot incrimina aussi l'arthritisme.

Le début, ou période de pré-cirrhose, qui dure un temps variable (jusque dix-huit mois), se confond un peu avec cette période de dyspepsie alcoolique que nous connaissons. Puis, certains signes se précisent ; le manque d'appétit et l'amaigrissement font des progrès ; le visage prend un aspect tiré, un peu terreux ; on voit apparaître des douleurs sourdes du côté du foie ; une teinte jaunâtre des conjonctives ; des saignements de nez fréquents, mais peu abondants ; de l'œdème des jambes. Il y a de la constipation, et des gaz distendent l'intestin ; on peut observer des crises de diarrhée.

C'est ainsi que petit à petit, chez un individu qui maigrit par ailleurs, on voit le ventre prendre du volume. « Les vents ont précédé la pluie » selon le mot de Portal, et du liquide ascitique commence à s'épandre dans le péritoine. Cette *ascite* qui, dans les cas récents, est de 5 à 6 litres, atteint ensuite 10, 15 litres, et donne au ventre l'aspect d'un ventre de batracien, le bas-ventre et les flancs étant particulièrement distendus.

La percussion de l'abdomen dénote de la matité à sa partie inférieure et dans les fosses iliaques. Si on fait coucher le malade sur le côté, cette matité se déplace du côté du liquide, qui est libre dans la cavité péritonéale, et on a de la sonorité du côté opposé. Si l'on percute la région ombilicale, qui n'est pas encore envahie par le liquide, on obtient au contraire une sonorité exagérée, due au météorisme intestinal. La palpation dénote une consistance égale, et une chiquenaude, donnée d'une main tandis que l'autre est appliquée sur la paroi, détermine une transmission du choc par fluctuation ou sensation du « flot ».

Le liquide augmentant, la pesanteur s'accuse ; la base de la poitrine est distendue et la respiration gênée. On pratique alors la ponction de la paroi abdominale, qui donne issue à un liquide séreux jaunâtre, transparent, quelquefois légèrement foncé et troublé, dans lequel il entre de l'albumine, un peu de sucre, d'urobiline, d'urée et des sels, etc. Ce liquide a peu de tendance à se coaguler.

Nous avons vu que l'ascite se produit généralement d'une façon lente ; mais on peut la voir apparaître brusquement et s'accroître rapidement ; des poussées péritonitiques sont la cause de cette évolution rapide.

L'ascite s'accompagne de dilatatation des veines de la paroi abdominale, et on aperçoit cinq ou six gros troncs veineux qui descendent à peu près parallèlement vers le flanc droit en s'unissant par des anastomoses, ou remontent vers le sternum. Cette dilatation veineuse est l'expression extérieurement visible de la dilatation de toutes les branches de la veine porte, qui rétablissent leur circulation gênée en développant leurs anastomoses avec le système veineux cave. C'est ainsi que les hémorroïdes sont fréquentes ; qu'il y a des varices œsophagiennes, dont la rupture peut donner lieu à des hématémèses redoutables ; que de petites ruptures veineuses péritonéales peuvent donner de l'ascite sanglante.

Lorsqu'on a vidé l'abdomen par la ponction, on constate que le foie est petit, caché derrière les fausses côtes ; que lorsqu'on peut l'atteindre, il paraît dur, irrégulier, avec une exagération de l'encoche normale. On note une hypertrophie parfois considérable de la rate, et ce n'est que dans des cas très rares que l'on a observé de l'atrophie. L'auscultation décèle un souffle splénique.

Les urines sont rares (500 grammes), denses, rougeâtres et laissent déposer un épais sédiment rouge brique. La teinte ictérique des téguments apparaît rarement au cours de la cirrhose atrophique.

Le faciès émacié et terreux, avec de petites varicosités, et les membres amaigris, contrastent avec le volume énorme de l'abdomen. La gêne mécanique de la circulation dans la veine cave produit un œdème des membres inférieurs qui remonte et gagne la verge, le scrotum et la paroi abdominale même ; la peau se fendille, et on peut observer, sur ces érosions, des accidents de lymphangite infectieuse.

Le cœur a les cavités droites dilatées ; ses battements sont de faible intensité et le pouls est sans résistance. On observe de la congestion pulmonaire aux bases ; la pleurésie droite est fréquente : séreuse, quelquefois hémorragique.

De la diarrhée avec selles fétides alterne avec la constipation.

La cirrhose atrophique se termine généralement par la mort en 1 ou 2 ans. L'ascite se reproduit et nécessite un grand nombre de ponctions, qui amènent un état d'épuisement, par la perte de liquide et de sels (anémie séreuse) (1). La terminaison survient fréquemment dans le marasme ou par syncope.

D'autres fois, les fonctions de la cellule hépatique cessent plus ou moins brusquement ; elle n'arrête plus les poisons organiques et le malade est emporté par intoxication, avec céphalée, vomissements, délire, hypothermie, diminution des urines et coma ; ou bien c'est un ictère grave, avec hémorragies multiples, état adynamique, etc.

Des complications ont pu survenir, comme les hémorragies gastro-intestinales, dont l'abondance est susceptible d'entraîner la mort.

La pleurésie, l'envahissement de l'économie par la tuberculose pulmonaire ou péritonéale, peuvent aussi précipiter le dénouement.

Dans quelques cas, la maladie a une marche aiguë et dure à peine de 2 à 6 mois ; mais, au point de vue

---

(1) Gilbert.

anatomique, cette forme ne correspond pas aux lésions types de la cirrhose atrophique.

Dans un petit nombre de cas, la guérison a été obtenue à l'aide du régime lacté ; mais, d'ordinaire, la cirrhose alcoolique du foie est une affection qui ne pardonne guère, et le traitement n'a aucune prise sur elle.

Le *pancréas*, organe dont la pathologie n'est pas encore bien élucidée, semble devoir être incriminé dans certains cas d'amaigrissement rapide chez les alcooliques.

3° *Système nerveux.* — Les désordres provoqués par l'alcool du côté du système nerveux ont été démontrés expérimentalement par Dalhstrœm sur le chien.

Les trois premiers mois, après chaque prise d'alcool, l'animal manifeste des appétits gloutons et une soif inextinguible : il engraisse, d'ailleurs.

Dans le quatrième mois, l'aboiement devient rauque avec accompagnement de toux ; les yeux sont pleureurs et prennent une expression sauvage ; l'*ouïe* se perd progressivement. Indifférent à tout, l'animal ne se lève plus guère.

Dès le cinquième mois, on observe du *tremblement* des jambes et même de la *vacillation*, quand on contraint l'animal à se tenir sur les jambes. L'état de *faiblesse* (du train postérieur surtout) est tel, qu'il reste accroupi, même pour manger. En état de veille et de sommeil, il éprouve dans les quatre membres des *soubresauts* et, dans tout le corps, des *mouvements nerveux*. La faiblesse augmente ; la *sensibilité* de la peau diminue de plus en plus, au point qu'on peut pincer l'oreille sans que l'animal paraisse sentir. Il lui prend un tel dégoût pour toute nourriture, qu'il méprise même la viande. L'animal périt au cours du huitième mois.

Chez l'homme l'alcoolisme chronique produit de bonne heure, concurremment avec les troubles digestifs, des désordres nerveux. C'est le soir, au coucher, et le matin, au réveil, que ces troubles commencent à se manifester. Ce sont des fourmillements, des douleurs, des crampes, des cauchemars, le soir ; et le matin, du tremblement et des vertiges. Des désordres nerveux plus considérables, et en particulier des troubles psychiques, se manifestent par la suite : faisons-en l'étude en les sériant.

Troubles de la sensibilité. — Aux extrémités des membres inférieurs, le buveur commence par ressentir des douleurs, des picotements, des fourmillements qui, à la chaleur du lit, s'exaspèrent. A la plante des pieds, aux articulations, aux mollets, il a des sensations de brûlure, de morsure, de déchirure, qui lui arrachent quelquefois des cris et le font sauter à bas du lit. Son sommeil est ainsi retardé, ou perdu, s'il était déjà assoupi. L'alcoolique est quelquefois réveillé par de brusques soubresauts de tendons ; ou bien, les sensations subjectives sont le point de départ de rêves, de cauchemars effrayants, que nous analyserons plus loin à propos des manifestations cérébrales.

Si l'on recherche les *troubles objectifs* de la sensibilité, on observe des différences qui donnent, comme l'a montré Lancereaux, de précieux renseignements sur le mode d'intoxication du malade. L'abus du vin et de l'eau-de-vie produisent d'abord un peu d'hyperesthésie de la plante des pieds, laquelle est bientôt remplacée par de l'analgésie remontant jusqu'aux malléoles (œnilisme) ou même plus haut, occupant successivement la région du soulier, de la botte, de la botte d'égoutier (alcoolisme proprement dit). L'alcoolique sent bien qu'on le touche, mais le pincement, la piqûre, ne produisent aucune douleur. C'est de l'analgésie, non de l'anesthésie. Dans l'intoxication par l'absinthe et les essences, il y a au contraire une hyperesthésie marquée, quelquefois extrême, de la plante du pied, des membres inférieurs ; cette hyperesthésie remonte sur la paroi abdominale et le long du rachis. Le chatouillement, le pincement ou la pression digitale sur ces régions, provoquent des douleurs exagérées, des soubresauts, qui font crier et reculer le malade dès qu'on approche le doigt; on peut même provoquer une vraie convulsion clonique avec arc de cercle. Les réflexes sont exagérés. Plus tard, cette hyperesthésie fait place à de l'analgésie.

Ces troubles sont dus, pour une part, à une hystérie toxique et, pour une autre part, à un processus de névrite engendré directement dans les nerfs périphériques, par l'agent toxique.

Troubles de la motilité. — Le *tremblement* est un des phénomènes les plus précoces de l'alcoolisme chronique; il révèle l'état d'alcoolisme latent, avant même que les pituites matinales aient commencé. Il est facile de le déceler, chez les gens qu'on soupçonne d'alcoolisme, en faisant étendre le bras et la main horizontalement, les doigts écartés. On observe alors des oscillations courtes et rapides, généralement régulières. Il existe d'abord le matin à jeun ; lorsqu'ensuite le sujet a absorbé son excitant habituel, il disparaît ou diminue. Par la suite, il est constant, et souvent on le voit s'exagérer sous le coup d'une émotion ou à l'occasion des mouvements demandant une certaine précision. L'alcoolique s'aperçoit dans ce dernier cas qu'il devient plus maladroit.

Le tremblement existe encore au niveau de la langue, et il s'ensuit un certain embarras de la parole et un peu de bégaiement. Aux lèvres et à la face, on observe aussi de petites secousses fibrillaires ; « dès « que le malade veut parler, le tremblement se mani- « feste sous la forme de fines trémulations qui partent « de l'aile du nez, suivent le sillon naso-génien, et « irradient vers les lèvres. Ces secousses sont d'ordinaire « si caractéristiques, que le buveur est trahi même à « distance et qu'il suffit de le voir parler ou rire pour « faire le diagnostic de ses habitudes » (Lancereaux).

Le tremblement est toujours bilatéral. Il augmente et se généralise pendant la fièvre et au cours du delirium tremens.

Les *crampes* dans les mollets, sensation de broiement ou de tension violente se produisant à la chaleur du lit, constituent un autre trouble musculaire caractéristique de l'alcoolisme.

Moelle et nerfs périphériques. — L'alcool porte son action nocive sur toutes les parties du neurone moteur périphérique, et ses localisations peuvent être variées et combinées.

L'existence des névrites périphériques dégénératives et interstitielles avec atrophie musculaire est indéniable. Mais dans un certain nombre de cas, qu'une observation attentive rend de plus en plus nombreux, on a trouvé des lésions médullaires.

a) Paralysie des membres inférieurs. Pseudo-tabes alcoolique. — Les névrites alcooliques les plus fréquentes siègent aux membres inférieurs. Elles ont été remarquablement étudiées par Lancereaux (1), et ses élèves, ainsi que par Charcot (2), Œttinger (3), Gombault (4), etc. Pour Lancereaux, la paralysie des membres inférieurs est due uniquement aux essences, et il l'appelle paralysie absinthique, niant que les excès d'alcool ou de vin puissent la produire. Quoique regardée comme généralement vraie, l'opinion de Lancereaux a été mise en défaut par des observations contradictoires: en Allemagne, où la consommation des

---

(1) LANCEREAUX. *Dict. encycl. des Sciences méd.* art. Alcoolisme, 1864. — Paralysies toxiques. *Gazette hebd.*, 1881. — Besançon. La paralysie due aux essences. *J. de méd. int.*, 1897.

(2) CHARCOT. Paralysies alcooliques. *Gazette des hôp.*, 1884.

(3) ŒTTINGER. *Thèse*, Paris, 1885.

(4) GOMBAULT. Sur les lésions de la névrite alcoolique. *C. R. de l'Acad. des Sc.*, 1886.

alcools à essence est insignifiante, Strumpell (de Leipsig) trouve des cas assez nombreux de paralysie alcoolique.

Les paralysies de ce genre sont fréquentes chez la femme.

Le début est lent, et c'est progressivement qu'on voit les jambes s'affaiblir, la démarche devenir hésitante. La paralysie est localisée aux muscles antéro-externes de la jambe ou groupe extenseur. Elle commence par l'extenseur propre du gros orteil et atteint les péroniers latéraux. Elle peut en outre se propager au quadriceps fémoral et au droit antérieur.

Lorsqu'on fait asseoir le malade sur le bord du lit, la jambe pendante, on voit que le pied tombe en varus-equin par le fait de l'action prédominante des muscles intacts du mollet, jambier postérieur, fléchisseurs des orteils et triceps sural. Il est impossible au malade de redresser le pied dans sa position normale ; après un faible essai, il retombe.

La marche devient caractéristique. Le pied est enlevé du sol par le quadriceps fémoral, qui fléchit haut la cuisse, puis, par un brusque mouvement, il est projeté en avant, touche le sol par la pointe et retombe par le poids du membre sur la plante et le talon : c'est le *mouvement de steppage* des chevaux dressés.

Le malade restant couché, le poids des couvertures maintient et exagère la position déjà vicieuse du pied ; cette attitude permanente détermine des rétractions musculaires, et on voit la pointe des orteils recroquevillée vers la plante des pieds.

Le malade éprouve des douleurs vives dans les muscles ; la palpation détermine aussi de la douleur. Les réflexes sont abolis.

On observe des troubles vaso-moteurs et trophiques des membres atteints. Les extrémités sont cyanosées et froides ; la sueur est sécrétée en abondance ; la peau est lisse, amincie ; les ongles s'altèrent.

L'atrophie musculaire, d'abord masquée par l'adipose

sous-cutanée, devient manifeste et s'accentue. On observe des troubles de réaction électrique.

Dans certaines formes, l'incoordination est accompagnée de bonne heure de douleurs lancinantes, fulgurantes, dans les membres inférieurs. On a un tableau clinique qui simule d'autant mieux l'ataxie locomotrice qu'il y a encore abolition des réflexes (signe de Romberg). Aussi le dénomme-t-on *pseudo-tabes alcoolique*. Toutefois un examen complet montre que le réflexe pupillaire lumineux est conservé (absence du signe Argyll Robertson); que l'atrophie musculaire a commencé de bonne heure; que l'on n'observe pas comme dans le tabes une période de douleurs préataxiques, de la conservation de la force musculaire, des troubles vésicaux, etc.

Il est remarquable qu'après une atteinte de paralysie alcoolique des extenseurs ou d'autres nerfs (cubital par exemple), la guérison s'obtient presque toujours par la suppression de la boisson, la récidive étant toutefois fatale si le malade reprend ses habitudes.

Dans d'autres cas, la paralysie alcoolique évolue sur un mode aigu et se généralise.

b) Paralysie alcoolique généralisée. — Elle apparaît chez les sujets qui se sont adonnés brusquement à des excès intensifs de boisson.

Les névrites se généralisent : il peut y avoir de la paralysie des quatre membres avec douleurs vives le long des trajets nerveux; des douleurs musculaires avec atrophie rapide; de l'abolition des réflexes et disparition de la contractilité électrique. Les troubles généraux s'augmentent d'amaigrissement, de fièvre. Il y a souvent un délire hallucinatoire continu. La mort arrive généralement par la propagation du processus névritique aux nerfs de l'appareil respiratoire et du diaphragme. La maladie a dans quelques cas une marche chronique.

La suppression de l'alcool, le repos, l'électricité,

certaines opérations orthopédiques (section de tendons, etc.), constituent le traitement des névrites alcooliques.

c) *Déterminations oculaires de l'alcoolisme.* — L'alcool frappe encore un nerf de la sensibilité spéciale : le nerf optique. M. Uhthoff, à qui nous devons de remarquables travaux anatomo-pathologiques et cliniques sur l'amblyopie alcoolique, a relevé 14 fois des altérations des nerfs optiques chez 100 alcooliques internés.

Les lésions sont de deux ordres différents, ainsi que l'ont montré Samelsohn et Uhthoff. On rencontre d'une part une hyperplasie du stroma conjonctif des nerfs (névrite chronique interstitielle) localisée dans leur partie orbitaire, périphérique ; d'autre part, une atrophie des fibres nerveuses dans leur parcours intracrânien, atrophie d'origine mécanique et reconnaissant comme cause l'étranglement dans le trou optique, où le processus phlegmasique est en général plus accusé (atrophie simple ascendante).

En même temps, on constate que les vaisseaux des nerfs ont augmenté de nombre, que leurs parois sont hypertrophiées et sclérosées. On a pensé, non sans raison, que ces lésions vasculaires sont l'origine des altérations propres des nerfs (v. p. 126).

Enfin, il est permis de supposer que certaines modifications morbides des centres, viennent ajouter leur contribution aux désordres fonctionnels engendrés par les lésions nerveuses périphériques (Parinaud), et tiennent par exemple sous leur dépendance les troubles de la perception des couleurs (dyschromatopsie).

Les nerfs moteurs de l'œil ne restent pas toujours indemnes, comme l'ont prouvé Thomson et Suckling (1).

---

(1) Les déterminations oculaires de l'alcoolisme ont une physionomie clinique tellement spéciale, que nous n'hésitons pas à en présenter une courte étude particulière.

Le filet du releveur de la paupière, le moteur oculaire externe peuvent être atteints, et l'on a même noté de l'ophtalmoplégie externe, associée il est vrai à des lésions centrales graves (polioencéphalite supérieure).

Il est rare que les réflexes pupillaires soient profondément troublés dans l'intoxication alcoolique. On a seulement observé parfois une esquisse du signe d'Argyll Robertson (v. p. 152), une paresse du réflexe lumineux (Parinaud), et cela indépendamment de l'état des nerfs optiques (Éperon). On a encore noté de l'inégalité pupillaire ; de la mydriase (Uhthoff).

Le tableau clinique ordinaire de l'amblyopie alcoolique est le suivant :

Un malade, généralement un homme, entre trente et cinquante ans, vient consulter l'oculiste pour une obnubilation de la vue, qui s'est installée lentement, et qui, depuis peu, a fait de rapides progrès.

Il lui est possible de se conduire sans peine, mais la vision directe des objets de dimensions restreintes, la lecture des caractères d'impression, des numéros des rues, sont devenues difficiles. Il confond les pièces d'or avec les pièces d'argent de même module. Le teint des personnes de son entourage lui paraît livide ou cireux.

L'examen d'un tel malade, au point de vue de la réfraction, ne fournit aucun résultat ; de même, l'exploration des milieux transparents. Le fond d'œil est normal aussi. Seule, la papille se fait remarquer, soit par une notable hyperémie (lorsque l'affection est récente), soit, le plus généralement, par une pâleur limitée à la partie temporale, pâleur surtout relative et due au contraste de la moitié nasale hyperémiée. L'acuité visuelle des deux yeux (car cette amblyopie est constamment bilatérale) est descendue à 1/5e, 1/10e, 1/15e. Si l'on place le patient devant le périmètre en lui ordonnant de fixer d'un œil le centre de l'instrument et si l'on fait glisser le curseur de dehors en dedans, on constate qu'autour du point de fixation il existe une zone de 20 à 25° (*scotome*) où les couleurs verte, rouge et jaune sont mal perçues : la première est vue grise ; la seconde brune ou noire ; la troisième, blanchâtre. Le blanc et le bleu sont vus sans modification. La périphérie du champ visuel n'est pas affectée. Un interrogatoire prudent portant sur l'état des fonctions et sur les habitudes du malade permettra d'assigner à l'amblyopie son origine réelle et de ne pas la confondre avec certaine autre dont il sera question plus loin.

L'esquisse que nous venons de présenter répond seulement à la forme banale de l'affection, et il faut insister sur certains symptômes en raison de leur variabilité.

En première ligne vient le scotome, signe constant. Ce scotome, dont nous avons indiqué plus haut l'étendue, est central, légèrement elliptique, à grand axe horizontal. Il reste *relatif*, sauf dans un petit nombre de cas graves, et débute par le rouge et le vert ; il est moins net et moins étendu pour le bleu, qui ne s'éteint que lorsque l'affection est invétérée et compliquée. Les nuances sont d'abord atteintes, puis les tons ; enfin le blanc devient gris. Au stade ultime du mal, les objets colorés ne se voient plus du tout dans l'étendue du stocome, et les objets blancs eux-mêmes disparaissent : le stocome est devenu *absolu*. Le fait, avons-nous dit, est rare ; rare aussi le rétrécissement du champ visuel périphérique. Lorsque ces signes apparaissent, il faut craindre une lésion centrale (hémorragie) et il y a menace d'atrophie optique.

L'ophtalmoscope ne montre rien de caractéristique dans 25 pour 100 des cas (de Wecker) ; mais le plus souvent il décèle de l'hyperémie papillaire, et, dans les cas en pleine évolution, une décoloration très nette de la moitié temporale de la papille.

On a noté aussi parfois un léger trouble papillaire.

Enfin, la vue semble s'améliorer au crépuscule (nyctalopie), par disparition de l'éblouissement dû à la fatigue rétinienne.

L'étiologie du syndrome morbide que nous venons de décrire a été l'objet de divergences profondes entre les auteurs. Les uns, en effet, incriminent surtout le tabac. D'autres, comme Samelsohn, accusent exclusivement l'alcool; d'autres enfin font intervenir simultanément l'alcool et le tabac.

Il semble bien prouvé aujourd'hui que l'alcool est l'agent ordinaire de l'affection. Le Pr Panas n'a observé qu'une seule fois le syndrome en question, chez un fumeur et chiqueur invétéré s'abstenant de tout alcool, et il fait remarquer qu'on ne le rencontre pas chez les Orientaux, lesquels font abus de tabac, mais sont peu buveurs.

La statistique connue de Uhthoff nous donne sur 138 cas de névrite toxique :

64 cas dus aux abus alcooliques seuls.
45 — à l'alcool et au tabac.
23 — au tabac.
3 — au diabète.
1 — au plomb.
2 — au sulfure de carbone.

Treize cas, observés par l'un de nous à Paris, concernent tous des buveurs d'apéritifs et de liqueurs fortes diverses.

Il est bon d'ajouter que les coefficients toxiques de l'alcool et du tabac sont bien différents. Ce dernier, pour intoxiquer, doit être employé dans la grande majorité des faits, en quantité immodérée; tandis que l'alcool, même à la dose de deux petits verres par jour, peut déterminer une amblyopie notable (1).

L'amblyopie alcoolique est surtout fréquente chez les hommes (3 femmes pour 273 hommes d'après de Wecker) et présente son maximum de fréquence entre 30 et 50 ans.

(1) Il est évident que dans les cas de ce genre, on doit faire intervenir une prédisposition individuelle, une tare du système nerveux (Parisotti, Parent).

Les causes adjuvantes sont : le surmenage, la nourriture insuffisante, le froid surtout (Panas).

Les boissons fermentées seraient impuissantes à déterminer cette amblyopie, qui semble être le propre des boissons distillées.

Heureusement, le pronostic est favorable, lorsque le scotome absolu ne s'est pas encore installé. La suppression de toute boisson alcoolique et, pour plus de sécurité, du tabac, arrive facilement à faire rétrocéder et disparaître les symptômes amblyopiques.

Système nerveux central. — L'alcoolisme, aigu ou chronique, porte toujours son action sur l'encéphale. On sait que chez les individus morts en état d'ivresse, on trouve de l'alcool dans le cerveau.

Quelle est la nature de l'action de l'alcool sur le cerveau ? On admet qu'à petite dose l'alcool a une action excitante, et, chez les personnes qui n'en font pas un usage habituel on remarque qu'il produit une plus grande vivacité d'idées et d'expressions, délie la langue, rend plus spirituel, facilite les relations sociales. Aussi est-ce une tradition — qui ne se perdra jamais — d'en user lorsqu'on veut fêter un événement important et créer des rapports agréables dans une réunion de gens qui se connaissent peu.

Mais en analysant cette action dans les divers temps de l'ivresse et en tenant compte de ce que produit une action répétée et prolongée chez les alcooliques chroniques, on voit que l'alcool est plutôt un stupéfiant du système nerveux et de l'intelligence. Bunge (1) attribue l'excitation apparente à la paralysie des centres inhibiteurs du cerveau. Dans l'alcoolisme prolongé, c'est en somme la dépression cérébrale qui domine.

Le *caractère* de l'alcoolique subit des modifications : les

---

(1) BUNGE. L'alcoolisme. Trad. Jaquet (de Bâle). Paris, 1888.

discussions privées ou politiques prendront plus volontiers chez lui un mode aigu ; la réflexion est toujours diminuée ; les habitudes deviennent moins régulières ; les impulsions se manifestent. Enfin l'alcoolique s'abrutit, et, au bout d'un certain temps, l'aggravation accidentelle des excès journaliers ne peut arriver qu'à donner à cet abrutissement une forme plus incohérente. La physionomie revêt un air de tristesse et d'apathie.

Nous avons vu que de bonne heure le sommeil était affecté. Les troubles de la sensibilité que nous avons signalés, et qui apparaissent surtout au moment où le malade se met au lit, peuvent produire l'*insomnie*. Mais de vrais *cauchemars,* des rêves terrifiants assaillent l'alcoolique : il est entouré d'animaux immondes ou fantastiques, rats, serpents, grands oiseaux ; il tombe dans des trous, des précipices, ou voit des incendies, des batailles. Ces cauchemars ont pour point de départ les troubles sensitifs ou des hallucinations de la vue.

L'alcoolique rêve aussi à ses affaires ; il recommence ou continue ce qu'il a fait dans la journée, et il rencontre des obstacles. Ce sont des rêves professionnels.

Au réveil, il est quelquefois pris de *vertige* avec trouble de la vue. Il se trouve plongé subitement dans l'obscurité et a la sensation de vaciller et de tomber.

Mais les troubles cérébraux peuvent être bien autrement graves.

Le *delirium tremens*, délire tremblant, délire aigu, est un épisode très émouvant et très sérieux survenant au cours de l'alcoolisme chronique. Il est occasionné par une perturbation brusque de l'économie, une grande émotion, un refroidissement, une maladie fébrile quelconque, variole, scarlatine, érysipèle, pneumonie, fièvre typhoïde, rhumatisme articulaire aigu. Une fracture ou un accident, quelquefois la suppression brusque de l'alcool peuvent le faire apparaître.

L'apparition du délire tremblant est précédée d'une période de deux ou trois jours, pendant laquelle le malade est triste, un peu inquiet, et a des cauchemars terrifiants, la nuit. On remarque que tout en étant lucide, il est agité ; que son regard est un peu fixe ; qu'il parle davantage, d'une voix brève. Son tremblement est plus accusé.

Enfin éclate le délire, actif, hallucinatoire, tremblant.

L'agitation est grande. Le malade parle continuellement, d'une voix impérieuse et brève. Il éprouve le besoin de se remuer et de sortir de son lit et il déploie une force considérable, qui peut être la cause d'un épuisement nerveux et de collapsus cardiaque. Le sommeil est complètement perdu.

Les troubles de la sensibilité et les hallucinations sont à la base du délire aigu. Le malade voit et sent courir dans son lit des animaux, des rats surtout, et il tente de les écarter ; il voit des incendies et des rixes, et crie au feu, se défend ou fuit ; il perçoit des brûlures, des crampes, croit sentir de mauvaises odeurs, tandis qu'il est insensible à un traumatisme provoqué et peut marcher avec un membre fracturé.

Le tremblement est généralisé à tout le corps, et quand le malade est debout, on voit que les muscles ont un tressaillement fibrillaire.

Le *traitement* du delirium tremens comporte les indications suivantes : chez tout individu blessé ou malade, reconnu ou soupçonné alcoolique à cause de l'agitation particulière qui commence, il importe de ne pas supprimer brusquement l'excitant habituel et de donner de l'opium à haute dose.

Le chloral et la morphine combattent les accidents ; l'isolement, l'éloignement de toute cause d'excitation sont nécessaires. On conseille aussi l'emploi de la strychnine, qui aurait donné de bons résultats.

Enfin, un moyen que beaucoup hésitent encore à employer, mais dont l'efficacité n'est plus à prouver, c'est la balnéation froide suivant la méthode employée pour les maladies aiguës avec hyperthermie. Le bain froid, dans les délires, avec ou sans fièvre, est un sédatif d'une grande puissance.

Cet état est presque toujours accompagné de fièvre, de sueurs abondantes, de constipation.

Dans les cas moyens, le délire dure quatre ou cinq jours, n'est pas très actif et disparaît. Mais il y a des cas suraigus d'agitation extrême, de fièvre ardente, qui entraînent une dépression cardiaque et la mort en 24 heures. Le delirium tremens constitue donc un des accidents les plus redoutables de l'alcoolisme chronique.

Il arrive encore que l'on observe, pendant l'ivresse ou à l'occasion d'un excès chez l'alcoolique, une attaque de folie brusque ou *manie aiguë*.

L'alcoolique peut aussi être atteint de *délire subaigu*. Le délire débute pendant le sommeil, prolongeant les rêves dont nous avons parlé et ayant trait soit aux fausses interprétations sensitives, soit aux idées professionnelles. C'est toujours un délire triste et dans lequel dominent des idées de persécution. Des hommes ou des animaux le menacent; tout se tourne contre lui. Le délire est entretenu surtout par les hallucinations de la vue, rarement de l'ouïe ou du goût; quelquefois le délire est plus ou moins actif. Il peut persister quelques semaines et disparaître complètement, mais parfois la convalescence est lente et il y a des rechutes. Dans d'autres cas, la convalescence est entravée par des idées délirantes systématisées : délire de persécution, délire mélancolique conduisant souvent au suicide.

Enfin — et l'on voit quel fort tribut paie l'alcoolisme à la pathologie mentale —, chez un individu prédisposé à la folie proprement dite, l'alcoolisme en favorisera l'éclosion. Nous avons vu que réciproquement la tare cérébrale favorise l'alcoolisme.

La *paralysie générale progressive* ou méningo-encéphalite chronique reconnaît-elle l'alcoolisme chronique parmi ses causes? La question n'est pas tranchée. Mairet (1) et Combemale ont pu réaliser expérimentalement, à la suite d'une intoxication alcoolique prolongée, les lésions apparentes et histologiques de la paralysie générale. Legrain aussi lui attribue une influence causale. Mais il est à noter que beaucoup de paralytiques généraux sont sobres. La syphilis serait la cause la plus certaine de la paralysie générale.

L'hémorragie méningée est un accident fréquent de l'alcoolisme chronique. Il se caractérise par une céphalée intense et prolongée, et par l'apparition d'attáques apoplectiformes, après lesquelles on observe quelquefois des convulsions partielles d'un membre (épilepsie jacksonienne). L'individu peut succomber à la première attaque ou après une série d'attaques apoplectiformes.

Névroses. — Au cours de l'alcoolisme chronique et surtout dans l'intoxication absinthique, à la suite d'un excès, on peut voir apparaître des convulsions épileptiformes ou *épilepsie alcoolique* (on se rappelle que l'expérimentation a trouvé dans l'absinthe des poisons épileptisants).

Celle-ci se comporte d'une façon presque identique à l'épilepsie vulgaire : elle comprend une phase tonique courte, suivie d'une phase clonique se terminant elle-même par un abattement complet. Au réveil, il y a de l'hébétude. Pendant l'accès, on observe la morsure de la langue, l'incontinence d'urine.

Dans certains cas, elle revêt la forme d'absence ou de petit mal, avec actes impulsifs brusques et inconscients.

Le début de l'épilepsie alcoolique à l'âge adulte et la notion des antécédents du malade aident à préciser

---

(1) Mairet et Vires. Paralysie générale. Paris, 1898.

Triboulet et Mathieu.   11

la cause de l'affection et à la différencier de la vraie
épilepsie.

L'alcool engendre aussi des *troubles hystériques*, soit
en réveillant un état hystérique antérieur, soit en créant
une hystérie toxique. Ce sont encore les liqueurs à
essence qu'on incrimine le plus dans ces cas. A cette
hystérie incombe une part des troubles de la sensibilité
et des attaques hystériformes, avec attitudes passion-
nelles, bonds, etc.

Enfin, l'alcool prédispose à la neurasthénie.

Les modifications produites sur les autres appareils
par l'alcoolisme chronique n'ont pas la même valeur
que ces accidents si communs qu'on rencontre sur le
système digestif et le système nerveux. Mais ils ne sont
pas à négliger, et nous montrerons comment l'économie
toute entière subit l'influence néfaste de l'imprégnation
toxique.

4° *Appareil circulatoire.* — Nous avons vu que le *cœur*
subissait des altérations. L'élément noble, la fibre cardiaque, s'altère, et le myocarde devient mou, pâle ou
couleur feuille morte ; en même temps, il y a une
surcharge graisseuse.

Le supplément d'efforts imposé au cœur, pour assurer l'élimination par le rein de la grande quantité de
liquide que prend quotidiennement le buveur, produit
des troubles anatomiques et des troubles fonctionnels,
qui se traduisent dans les cas peu graves par une hési-
tation systolique et de l'arythmie légère.

Bollinger et Bauer (1) ont trouvé, chez un grand
nombre de buveurs de bière, de la dilatation et de l'hypertrophie cardiaque, qui atteignent quelquefois rapi-

---

(1) BOLLINGER et BAUER. Ueber idiopatische Herzvergrösserung. Munich,
1893.

dement de telles proportions qu'elles suffisent à entraîner la mort par asystolie.

Enfin il arrive que le cœur soit atteint dans l'alcoolisme, par névrite du pneumogastrique (1). On observe
de l'accélération du pouls, avec affaiblissement des
battements, et la mort subite peut se produire par
syncope.

M. Lancereaux a rencontré des productions membra-
neuses sur la paroi interne de *l'artère pulmonaire*. La
coagulation et la mort peuvent être la conséquence de
cette lésion, par cyanose, asphyxie et asystolie.

Les vaisseaux sont-ils habituellement intéressés par
l'alcoolisme et les lésions de l'artério-sclérose doivent-
elles entrer dans le bilan de l'alcoolisme chronique ?
Nous avons vu que cette opinion n'était nullement démontrée par les faits, et Lancereaux fait remarquer avec
raison que bien des alcooliques ne présentent pas d'artério-sclérose, alors que nombreux sont les artério-
scléreux parmi les gens sobres.

5° *Appareil respiratoire.* — Les altérations de la voix
sont assez fréquentes chez les alcooliques. A la suite de
l'ivresse on observe quelquefois une altération passagère
— *a crapula* — de la voix, due à un catarrhe aigu de la
muqueuse laryngée (v. p. 123). Mais chez les buveurs
invétérés, il se produit souvent une *laryngite chronique,*
caractérisée par une voix gutturale, grave, et même par
de l'aphonie, avec sensations de picotements et chatouil-
lements dans la gorge.

Cette laryngite chronique est sous la dépendance d'une
pharyngite (*laryngo-pharyngite*) : l'irritation entretenue
par passage des boissons alcooliques, surtout chez les
buveurs de vin et de petits verres, détermine de l'épaississement et de l'hyperémie chronique du pharynx et

---

(1) Déjérine. *Arch. de physiol.*, 1887.

provoque des granulations ; les amygdales sont chroniquement enflammées. La propagation de cette irritation chronique au larynx a pour conséquence l'épaississement et la vascularisation des cordes vocales et des bandes ventriculaires.

La laryngite alcoolique est très tenace. Elle ne cède que lorsqu'on supprime l'alcool. On doit aussi supprimer le tabac, qui entre pour une part dans ces accidents, les buveurs étant généralement grands fumeurs.

Le traitement est long. Tant qu'on n'a pas fait disparaître la pharyngite, on n'obtient aucune amélioration laryngée.

La *trachéite*, expansion des lésions précédentes, s'observe aussi. Elle prend sa part de la pituite matinale, en occasionnant des efforts de toux pénibles et le rejet de mucosités filantes.

Il ne semble pas que l'alcool produise par lui-même des lésions pulmonaires ; il est pourtant à remarquer que l'emphysème est fréquent chez les alcooliques. Nous verrons comment la pneumonie et la tuberculose trouvent un terrain de prédilection dans le poumon des alcooliques.

6° *Système génito-urinaire.* — Le rein semble être peu touché dans l'alcoolisme chronique, et M. Lancereaux, sur un grand nombre de cas, n'a pas trouvé d'altérations appréciables de cet organe.

Mais différents auteurs, Rose, Krukenberg, regardent l'alcoolisme comme une cause fréquente de maladie de Bright. On observerait plus communément la néphrite chronique chez les buveurs de bière.

Les fonctions de génération se ressentent des effets funestes de l'alcoolisme. Déjà Rabelais nous enseigne que « par l'intempérance du vin, advient au corps humain, refroidissement de sang, résolution des nerfs, dissipation de semence générative, hébétation des sens, perversion des mouvements : qui sont toutes impertinentes à l'acte de génération (1) ». Il y a cessation précoce des fonctions génitales chez l'alcoolique, et elle correspond à de l'atrophie testiculaire.

7° *Nutrition et santé générale. La fin des alcooliques.* — Les altérations et les troubles variés que nous avons passés en revue nous montrent combien l'organisme souffre de l'excès continuel de boissons.

L'alcoolique possède un certain embonpoint trompeur. Mais les chairs sont flasques et la graisse a infiltré les muscles; aussi la vigueur se perd.

Le teint offre une certaine enluminure par suite des varicosités qui se développent à la face. Qui ne connaît le nez rubicond du buveur ? Mais trop souvent l'amaigrissement et la cachexie succèdent à l'embonpoint; le teint devient jaunâtre ou terreux, et la physionomie prend un certain air de tristesse. L'abrutissement et une vieillesse anticipée sont la conséquence habituelle de l'intoxication, lorsqu'une des redoutables complications décrites plus haut n'a pas précipité le dénouement et mis une fin prématurée à l'existence.

L'examen des échanges nous montre une diminution dans l'exhalation de l'acide carbonique. L'organisme de l'alcoolique présente une *diminution remarquable de résistance aux maladies*. Il est plus souvent malade et guérit moins vite que les sujets sobres. Smith (2), analysant les rapports de Compagnies d'Assurance anglaises contre la maladie, relate que, de 1884 à 1889, trois caisses de malades ont eu une moyenne de 26,2 semaines de maladie par assuré, tandis que la société « *Sons of Temperance,* » qui ne reçoit que des abstinents, n'a eu dans le même laps de temps que 7,48 semaines de maladie par tête.

---

(1) Rabelais, 3° livre, ch. 31.
(2) Smith. Die Alkoholfrage. Tubingen, 1895, cité par Jaquet (de Bâle).

La pneumonie prend une gravité spéciale chez l'alcoolique. Elle affecte le sommet du poumon, s'accompagne de délire et se termine souvent par la mort en insuffisance cardiaque.

D'autres maladies infectieuses, l'érysipèle, la variole, la fièvre typhoïde, le choléra, acquièrent une gravité plus grande chez l'alcoolique.

Enfin, la *tuberculose* est la fin banale des buveurs. C'est là une vérité depuis longtemps connue.

« Aucune circonstance, dit Lancereaux (1) n'est plus
« apte à favoriser la prédisposition à la tuberculose que
« les excès de boissons, si j'en juge d'après les nom-
« breuses observations que je possède, ceux surtout des
« boissons avec essences. »

L'influence des boissons alcooliques sur la tuberculose repose sur deux sortes de preuves : les phénomènes de cette maladie chez les buveurs, et sa fréquence chez ces mêmes individus. La phtisie du buveur offre, en effet, des caractères propres, tant par sa localisation que par son évolution. Contrairement aux données classiques qui fixent cette localisation au sommet gauche, et en avant, la tuberculose du buveur se fixe au sommet droit et en arrière, sous forme de granulations produisant une diminution de l'élasticité à la percussion. Le mal se ralentit généralement à la suite d'une première poussée, accompagnée parfois d'hémoptysie, et si le buveur avait le bon esprit de cesser ses mauvaises habitudes et de s'alimenter d'une façon convenable, il guérirait le plus souvent. Par malheur, il en est rarement ainsi ; une seconde, puis une troisième poussée surviennent, et la maladie, d'abord peu inquiétante, prend tout à coup une gravité des plus grandes par l'extension et la dissémination des tubercules.

---

(1) LANCEREAUX. *France méd.*, 8 mars 1895, p. 146.

Chez quelques buveurs, la tuberculose envahit concurremment les poumons, le péritoine, les méninges, et tue avec rapidité, principalement les porteurs aux halles, les tonneliers, et les camionneurs.

Dans tous les cas, les alcools et les essences, d'une part en diminuant les combustions organiques, d'autre part en s'éliminant par les poumons, créent tout à la fois une prédisposition générale et une prédisposition locale qui fournissent au bacille de la tuberculose un terrain propre à son développement. Ces prédispositions, dont le rôle est si important dans la genèse et l'évolution tuberculeuses, ne sauraient trop attirer notre attention.

Les statistiques rapportées récemment par les Drs Jacquet et Barbier à la *Soc. méd. des hôp. de Paris* confirment en tous points ces données.

Enfin, la *mortalité générale* est augmentée chez les alcooliques, et cela résulte des statistiques de certaines compagnies d'assurances anglaises qui établissent des différences de primes entre leurs clients ordinaires et les abstinents.

En dehors de la tuberculose, les facteurs les plus actifs de la fin prématurée des alcooliques sont la cirrhose du foie, la pneumonie et le délirium tremens.

APPENDICE CLINIQUE

Variétés cliniques suivant l'agent toxique. — Le type morbide que nous avons décrit et dont la plupart des manifestations sont connues depuis Magnus Huss, est celui de l'alcoolisme chronique mixte, l'abus d'un boisson alcoolique quelle qu'elle soit arrivant à le déterminer au bout d'un temps variant de quelques mois à quelques années. Mais on a pu créer des types distincts correspondant à l'abus à peu près exclusif d'un genre de boissons : l'action élective des essences, par exemple, peut intéresser l'économie d'une façon

particulière. Traçons, d'après Lancereaux, la physionomie de ces types morbides.

1° *L'œnilisme* ou *intoxication par le vin,* dont on voit
un bon exemple chez certains ouvriers qui absorbent
trois litres de vin par jour, peut ne se manifester
qu'au bout de plusieurs années. Les premiers et principaux troubles sont d'ordre digestif. La tuméfaction
du foie et de la rate serait constante, et les cirrhoses
alcooliques fréquentes. Secondairement et accessoi-
rement, viendraient les troubles nerveux ; le delirium
tremens se montre assez fréquent dans cette forme.

L'alcoolisme des buveurs d'eau-de-vie, de marc, calvados, etc., donnerait d'abord des troubles de l'inner-
vation, l'analgésie symétrique, en botte, des jambes ; le
délire y serait fréquent, particulièrement le délire subaigu, et les diverses manifestations cérébrales seraient
communes ; les troubles dyspeptiques et la pituite seraient plus lents à apparaître ; le foie serait peu ou
plus tardivement touché, et la rate rarement. L'abrutissement, la déchéance et la décrépitude sont la fin habituelle de ce genre d'alcooliques.

2° *Absinthisme.* — L'étude méthodique de l'alcoolisme permet, nous l'avons dit, de rattacher assez facilement certains effets à certains toxiques. Insuffisamment
fixées encore en ce qui concerne le vin et les divers
alcools, les relations anatomiques et cliniques le sont
mieux, et presque définitivement, pour l'absinthe et pour
les boissons à essences (amers, apéritifs), etc., ainsi que
l'ont démontré Lancereaux et ses élèves qui ont ainsi
créé un chapitre vraiment à part de la pathologie
toxique. — On étudie l'absinthisme aigu, l'absinthisme
chronique et l'absinthisme héréditaire.

a) Absinthisme aigu. — L'intoxication aiguë par
l'absinthe et par les essences (1) peut tuer sans que

---

(1) Laborde emploie pour l'intoxication par les essences en général le mot
aromatisme, qui nous semble heureux.

nos moyens actuels de recherches nous permettent de constater aucun désordre anatomique appréciable des centres nerveux.

Et pourtant, au point de vue clinique, c'est bien la symptomatologie nerveuse qui domine dans l'histoire de l'absinthisme.

Voici un tableau d'observation courante :

Quelques instants ou plusieurs heures après un excès d'absinthe, surviennent de l'agitation, des cris, puis une perte de connaissance *presque* totale. Enfin apparaissent des accès convulsifs. Une première phase, tonique, met le sujet en raideur tétanique du cou et du tronc ; et à cette raideur succèdent des secousses désordonnées des membres et du corps. Renouvelés à intervalles plus ou moins rapprochés, ces accès réunis constituent une attaque assez comparable à certaines crises d'épilepsie, ou mieux de grande hystérie. En effet, il n'y a pas, comme dans l'épilepsie, le vertige et le cri du début, non plus que la période d'asphyxie et le coma de la fin, et il y a, comme dans l'hystérie, des troubles sensitifs nombreux.

L'intoxication aiguë peut, d'ailleurs, tuer par exagération des phénomènes convulsifs ; mais, le plus fréquemment, l'attaque d'absinthisme aigu finit comme une attaque d'hystérie.

Ces crises convulsives se manifestent à la suite d'un excès d'absinthe ou de liqueur à essence chez une personne jusque-là indemne d'intoxication ; mais on les voit aussi apparaître à la suite d'une exagération de la dose habituelle, chez les absinthiques chroniques.

b) Absinthisme chronique. — Les troubles d'intoxication se montrent au bout d'un temps plus court qu'après les excès d'alcool et de vin.

Ici, des troubles nerveux manifestes, apparaissent avant que le poison ait eu le temps de toucher en quelque façon les organes digestifs, estomac et foie ; l'action élective sur le système nerveux se traduit de bonne heure par cette augmentation extrême de la sensibilité que nous connaissons, cette hyperesthésie symétrique des membres inférieurs et de la partie inférieure du tronc, qui fait bondir le malade dès qu'on veut le toucher, et aussi par la fréquence plus grande des douleurs spontanées, des crampes et des brûlures.

Dans l'intoxication ancienne, l'analgésie et la perte des réflexes font suite à cette hyperesthésie.

Les crises hystéro-épileptiques, les névrites multiples des extrémités et les paralysies diverses sont les complications les plus ordinaires. Viennent ensuite les troubles gastriques. Les rêves terrifiants, l'affaiblissement de la mémoire et de l'intelligence. puis l'hébétude et le gâtisme ou le délire mélancolique terminent la scène.

Dans le plus grand nombre des cas, c'est la tuberculose pulmonaire à forme rapide qui emporte le malade. « La tuberculose, dit M. Lancereaux, complication fréquente de l'œnilisme, est un accident pour ainsi dire fatal dans l'absinthisme ».

L'on va voir bientôt comment l'absinthisme et l'alcoolisme poursuivent leur œuvre néfaste jusque dans la descendance des buveurs.

ALCOOLISME ET ABSINTHISME HÉRÉDITAIRES

Une des plus tristes conséquences de l'alcoolisme, c'est qu'il ne détériore pas seulement l'organisme du buveur, mais le frappe aussi dans sa descendance, selon la loi inflexible de l'hérédité. L'alcoolisme menace la race.

Cette question a fait l'objet des intéressants travaux de Morel (1), H. Martin (2), Grenier (3), Sollier (4),

---

(1) MOREL. Traité des dégénérescences et de leurs causes. Paris, 1857.
(2) H. MARTIN. *Arch. gén. de méd.*, 1877.
(3) GRENIER. Contribution à l'étude de la descendance des alcooliques. *Thèse*, Paris, 1887.
(4) SOLLIER. Du rôle de l'hérédité dans l'alcoolisme. *Thèse*, Paris, 1889.

Demme (1), et particulièrement de Legrain (2) auquel nous ferons de larges emprunts.

L'alcoolisme des parents retentit sur les enfants, mais cette action est modifiée par certaines conditions.

C'est ainsi qu'on admet que le maximum d'intensité des accidents hérédo-alcooliques coïncide souvent avec l'état d'alcoolisation des procréateurs au moment de la conception. De même, la précocité et l'intensité des excès des parents avant qu'ils aient donné naissance à l'enfant constituent une aggravation. De même encore, un enfant né d'un père alcoolique et d'une mère sobre aura plus de chance d'être normal qu'un enfant issu de deux alcooliques. Cette bilatéralité de l'alcoolisme des procréateurs n'est pas un fait exceptionnel. Legrain fait en effet remarquer que les mariages entre buveurs ne sont pas rares, les personnes qui ont des goûts ou des tares spéciales se recherchant volontiers ; dans d'autres cas, c'est la contagion de l'alcoolisme qui se fait d'un des conjoints à l'autre, le buveur d'habitude étant porté au prosélytisme.

Quoi qu'il en soit, la descendance des alcooliques est pathologiquement chargée. Un tableau de Demme nous montre par comparaison les issus de 10 familles de buveurs d'un côté, et de l'autre, ceux de 10 familles sobres, suivies pendant douze ans. Sur 57 enfants de buveurs, 10 enfants seulement sont sains (soit 17 pour 100), 25 meurent de faiblesse congénitale, 6 sont idiots, 5 arrêtés dans leur développement, 5 épileptiques, 1 choréique et 5 présentent des malformations congénitales. Les 10 familles sobres ont 61 enfants, dont 50 se développent normalement (82 pour 100); 5 sont morts en bas âge, 4 seulement ont quelques troubles nerveux et 2 ont des malformations congénitales.

---

(1) Demme. Ueber dein Einfluss des Alkohols auf den Organismen des Kindes. Stuttgart, 1896.
(2) Legrain. Dégénérescence sociale et alcoolisme. Paris, 1895.

D'autres tableaux ont été donnés par Morel, H. Martin, Legrain ; nous en parlerons au cours de l'étude des accidents de l'alcoolisme héréditaire.

Cette hérédité se manifeste non seulement à cause de la débilitation de l'organisme des procréateurs et des modifications nerveuses et mentales qu'ils présentent du fait de l'alcoolisme, mais aussi par ce fait que l'alcool exerce directement son action nocive dès la prime apparition du nouvel être, puisque le sang du père charrie de l'alcool, et que ses organes en sont imprégnés ; puisque, au fur et à mesure que l'embryon se développe, l'alcool absorbé par la mère peut passer dans le placenta (Nicloux) ; puisque — enfant — l'allaitement peut encore l'alcooliser, l'alcool passant dans le lait de la mère (1).

Le buveur engendre le plus souvent un buveur, un être qui présente des troubles mentaux variés et qui est la proie d'un certain nombre de maladies nerveuses ; enfin, un être faible et dégénéré, dont l'existence et la santé sont compromises de diverses façons.

Hérédité de l'alcoolisme. — L'axiome « qui a bu boira » s'étend à la descendance du buveur, et l'hérédité transmet une appétence particulière pour les liqueurs fortes. Il est vrai qu'il y a aussi convergence d'autres influences : c'est ainsi que l'exemple familial et les habitudes du milieu social dans lequel l'enfant du buveur se développe, ne contribuent pas peu à accentuer le goût héréditaire. Mais dès le jeune âge on voit quelquefois des exemples surprenants de cette appétence transmise. Des enfants dérobent des liqueurs pour les boire en cachette, ou se cachent à la cave pour boire. Leurs yeux s'illuminent à la vue du vin ou des liqueurs. Quelquefois c'est un goût particulier qui pré-

---

(1) Nicloux. *Société de biol.*, 1899.

domine : l'absinthisme peut être directement héréditaire. L'hérédo-alcoolique présente en plus une diminution de résistance à l'action de l'alcool, et se trouve
enivré par une dose moindre que celle dont a besoin
un individu normal.

C'est en général vers quinze ou vingt ans que l'alcoolisme héréditaire se manifeste, tandis que l'alcoolisme
s'observe généralement chez l'adulte. L'enfant issu
d'alcoolique devient de bonne heure un buveur accom-
pli. Dans d'autres formes, le fils de buveur est sujet à
des accès d'ivrognerie intense, crapuleuse, qui ont presque le caractère d'impulsions et cessent pour repa-
raître de temps en temps. De plus, les accidents cérébraux de l'alcoolisme, les divers délires alcooliques
éclatent facilement chez lui, indépendamment de ceux
qu'il pourra présenter de par sa constitution.

Troubles mentaux. — L'intelligence est peu atteinte,
à la première génération, chez les issus d'alcooliques
et il y a relativement peu d'idiots et d'imbéciles dans
les observations de Legrain, qui a suivi 215 familles de
buveurs. Les enfants sont intelligents et précoces, mais
ils subissent une sorte d'arrêt à un certain âge ; ils ne
sont pas doués d'une grande solidité intellectuelle et
morale. Ce sont de plus des *nerveux,* des *névropathes,* et
dès le jeune âge on s'aperçoit que le caractère et l'intelligence sont déséquilibrés : ils sont bizarres, colé-
reux, violents, et manifestent aussi bien une joie exagérée qu'une dépression anormale pour les causes les
plus banales.

Chose plus grave, on observe dans un certain nombre
de cas des écarts de conduite, des excès sexuels, des
obsessions conscientes.

Sous le nom de *folie morale,* Legrain relève 32 fois
sur 508 issus d'alcooliques, à la première génération, les
tares suivantes : mauvais instincts et vices, mensonge,
insubordination, prostitution précoce, perversions

sexuelles de toutes sortes, vol, escroquerie, vagabon-
dage.

Les impulsions dangereuses (13 cas, Legrain) sont de
toutes sortes : agressions, rixes, suicide, meurtre sous
l'empire de la boisson, actes de brutalité, de rébellion,
menaces de mort.

On voit combien l'état mental est chargé chez ces individus, qui, à tout prendre, ne sont pas assez fous
d'habitude pour nécessiter l'internement.

Mais l'*aliénation mentale* même reçoit un très fort contingent d'hérédo-alcooliques. Legrain note 106 cas sur
ses 508 individus, et fait remarquer que ce sont les états
dépressifs et mélancoliques qui prédominent, avec fréquence des suicides.

Il se produit parfois des accidents d'hérédité alcoolique
spéciale. Le *delirium tremens* peut apparaître par transmission héréditaire (Sollier, Ball). Plus rarement, on aurait observé le tremblement héréditaire.

L'altération et la déséquilibration des centres nerveux
des hérédo-alcooliques peuvent engendrer des maladies
du système nerveux. Les convulsions de l'enfance se présentent assez fréquemment dans les relevés de H. Martin (48 sur 169) et de Legrain (39 sur 508). On note aussi
l'hystérie ou hystéro-épilepsie, l'épilepsie vraie (Martin,
60 sur 169 ; Legrain, 52 sur 508). L'absinthisme des parents semble engendrer directement et presque fatalement l'épilepsie chez les enfants. On trouve quelques
cas de chorée.

A la *deuxième génération* des hérédo-alcooliques, les
observations de Morel, le tableau de Legrain, qui a suivi
98 familles donnant 294 enfants, nous montrent une
aggravation des accidents. L'intelligence est plus fortement atteinte. Les idiots et les arriérés sont nombreux
et on relève 23 cas d'aliénation mentale. Dans 40 familles
on trouve de l'épilepsie. Les convulsions de l'enfance
et la méningite sont fréquentes. L'ivrognerie est presque constante.

A la *troisième génération*, Legrain suit 7 familles avec 17 enfants, qui sont tous tarés : les uns sont idiots, arriérés ou faibles d'esprit, d'autres présentent la folie morale, l'hystérie ou l'épilepsie.

Ce n'est pas seulement par des tares mentales ou nerveuses, c'est aussi, dans de nombreux cas, par des atteintes à la constitution physique, que les *désordres de l'organisme* se retrouvent chez les issus d'alcooliques.

Féré, étudiant les embryons d'animaux, soumet des œufs à l'influence de l'alcool ; il les ouvre avant leur éclosion, et trouve des altérations donnant lieu à des difformités monstrueuses. Duneaux, Breschet ont aussi rencontré des malformations atrophiques chez des fœtus humains nés de parents alcooliques. Lancereaux attribue l'hydrocéphalie et la porencéphalie à la même cause.

Les mort-nés et les morts précoces sont nombreux dans la descendance des alcooliques. Legrain, sur un total de 215 familles, note 174 cas de mortinatalité ou de mortalité précoce ! L'alcoolisme des parents contribue donc à la dépopulation.

Les tares physiques des enfants consistent en ce qu'on appelle des stigmates de dégénérescence ; tantôt ce sont des malformations du crâne, de l'asymétrie de la face ; tantôt du strabisme, de la cécité, de la surdité et surdi-mudité, des malformations de la colonne vertébrale. On observe aussi de l'*infantilisme* par arrêt du développement. C'est ainsi — à un degré moindre — que depuis Magnus Huss, Rabuteau, Lancereaux, l'alcoolisme héréditaire est incriminé dans l'abaissement de la moyenne de la taille et de la vigueur physique ; et les résultats du recrutement militaire en France (1) et en Suisse (2) semble confirmer cette opinion.

Les enfants d'alcooliques offrent une moindre résis-

---

(1) RABUTEAU, cité par LANCEREAUX. L'alcoolisme et ses conséquences. Paris, 1878.
(2) CLAUDE. Rapport au Sénat.

tance aux maladies, et, lorsqu'ils échappent à la méningite et à la scrofule ou tuberculose infantile, ils sont décimés avant l'âge adulte par les maladies aiguës.

Nous avons vu comment l'alcool fait disparaître les individus et comment il détruit leur descendance ; nous voyons maintenant qu'il peut détruire la race.

THÉRAPEUTIQUE

Chemin faisant, nous avons signalé quelques-unes des tentatives de traitement opposées à telle ou telle manifestation de l'alcoolisme : complications digestives, nerveuses, etc. Il nous reste, dans un court chapitre, à mentionner ce qui a été fait comme essai de thérapeutique générale de l'alcoolisme.

1° *Pharmaceutique.* — « L'opinion que la strychnine
« a une action thérapeutique certaine sur les manifesta-
« tions habituelles, stigmates ou épisodes aigus, de
« l'alcoolisme chronique, gagne chaque jour du terrain.
« Aussi le moment est-il venu d'en exposer les indi-
« cations spéciales, d'en exposer surtout les contre-
« indications (1).

« Les alcoolisés ne présentent pas tous la pituite,
« l'expectoration matutinale, etc. : mais tous offrent les
« stigmates de l'alcoolisme : hyperesthésie sensorielle,
« sensitive, cutanée et musculaire, exagération des ré-
« flexes spinaux et psychiques à l'état de veille ou dans
« le sommeil.

« Or, c'est quand ils existent, isolés ou groupés,
« bien rarement dissociés, mais non accompagnés de
« délire et d'hallucinations, qu'il y a indication formelle
« à administrer la strychnine contre cet alcoolisme dès
« lors constitué.

---

(1) Nous empruntons ces lignes au travail de M. le Dr COMBEMALE, Congrès des Soc. sav., Sorbonne, avril 1896 ; rés. in *Bull. méd.*, 1896, p. 358.

« De par son action physiologique, excitatrice des
« centres réflexes bulbo-médullaires, modératrice des
« centres psycho-moteurs, la strychnine doit, dans ce
« cas, produire de bons effets. Rappeler le calme du
« sommeil, donner en même temps aux incitations vo-
« lontaires émanées du cerveau leur rectitude et leur
« amplitude normales, c'est le point essentiel pour l'al-
« coolisé, car c'est le repos de la nuit, la cessation de
« ses inquiétudes musculaires, de ses défiances con-
« tinuelles sur son état psychique le jour, choses qu'il
« n'avoue jamais, mais qui le tracassent incessamment ;
« le reste peut venir par surcroît. Il a retrouvé la pleine
« possession de lui-même, et dès lors, malgré l'action
« excitante médullaire de la strychnine, l'équilibre,
« rompu au profit des réflexes spéciaux, tendra à re-
« paraître, de façon que le cerveau domine la moelle
« comme chez l'homme normal.

« Cette strychnine agira d'autant mieux, si l'hyperes-
« thésie cutanée et l'hyperesthésie musculaire sont
« légères, même si elles s'accompagnent de tremble-
« ments des doigts le matin, car alors les troubles
« moteurs ne sont influencés que par des troubles
« circulatoires passagers, des stases veineuses en
« particulier, que la strychnine modifie de par ses pro-
« priétés vaso-constrictives des centres nerveux, en
« même temps que se manifeste l'action sur la cellule
« nerveuse centrale.

« L'indication capitale du traitement par la strychnine
« se trouve dans la période de l'alcoolisme sans épiso-
« des aigus. Mais, s'il y a eu épisode aigu, surtout s'il
« vient d'y avoir un accès de *delirium tremens,* nous
« sommes d'avis de ne pas attendre et d'injecter *illico* la
« strychnine ; l'opium a suffi à faire tomber l'accès,
« mais la strychnine seule, en préviendra un autre tout
« prêt à éclater si l'alcoolisé retourne à son alcool (et il
« n'y manquera pas) parce qu'elle dégoûte de l'alcool,
« comme l'ont constaté, avec nous, nombre de clini-

« ciens. Tout de suite donc après l'accès, l'indication
« est pressante. Les résultats qu'on en obtient, pour
« être les mêmes que ci-dessus, n'en sont pas moins
« excellents; ils seraient bien plus durables, peut-être
« définitifs, si le malade ne cessait pas ordinairement
« avant la guérison complète, toujours à l'image des
« neurasthéniques, d'avoir recours à ces injections toni-
« ques.

« Ce n'est pas à dire qu'il n'y ait pas des contre-
« indications à l'emploi de la méthode de traitement
« que nous utilisons quotidiennement depuis plusieurs
« années. Il y a des cas cliniques, dans lesquels l'in-
« succès de la strychnine est fatal et peut être à l'avance
« annoncé.

« Si chez certains alcooliques la strychnine ne peut
« pas réussir et si l'on en est certain avant de com-
« mencer le traitement, c'est que chez ces alcoolisés
« l'intoxication est trop profonde.

« Si donc on a à soigner un alcoolique qui ne compte
« plus ses accès de *delirium tremens*, ou bien dont la
« mémoire et l'intelligence sont affaiblies, que son
« cœur trahit par instants, qui porte l'arc sénile sur sa
« cornée, dont les mouvements sont paresseux, lents,
« oscillants, n'employez la strychnine que par acquit de
« conscience. On galvanisera ainsi momentanément ce
« cœur dont le myocarde est gras et mou; on pourra
« régulariser la circulation veineuse cérébrale attardée
« dans ses méandres; mais on ne peut espérer res-
« susciter un mort; or, les cellules cérébrales sont
« dégénérées, autrement dit, ne fonctionnent plus, chez
« ces alcoolisés depuis longtemps saturés, et ce n'est
« pas la strychnine qui peut les reconstituer. Il est aisé
« de concevoir, *a priori*, que ces cas ne sont pas justi-
« ciables de la strychnine.

« La strychnine a des inconvénients et les contre-
« indications de son emploi se tirent surtout des dan-
« gers que court un alcoolisé dont les organes élimi-

« nateurs des poisons alcaloïdes ne fonctionnent pas
« normalement. A un médicament si puissant, mais
« s'éliminant lentement par les urines, par la salive, par
« la bile, il faut des organes intacts, sans quoi l'accu-
« mulation se produit rapidement, avec le cortège
« d'accidents qui accompagnent sa rétention dans l'é-
« conomie.

« Or, le foie chez l'alcoolique est très souvent cir-
« rhosé à un degré plus ou moins considérable ; or, le
« rein est aussi presque toujours touché. Est-elle ainsi
« retenue, la strychnine manifeste sa présence par des
« accidents tétaniques survenant subitement ou précé-
« dés de fourmillements dans la langue, aux extrémités,
« qui effrayent le malade et son entourage et peuvent
« même mettre la vie en danger. Et ces accidents se
« produisent quelques jours à peine, après le début du
« traitement.

« Les contre-indications à l'emploi de la strychnine
« dans l'alcoolisme chronique sont donc formelles : y
« a-t-il vieillesse anticipée, évidente, surtout si cette
« vieillesse porte sur les centres nerveux ; y a-t-il im-
« perméabilité de l'un des organes d'excrétion de la
« strychnine, il faut s'abstenir d'avoir recours à ce mé-
« dicament. »

Dans les deux dernières années, la thérapeutique a
tenté de mettre en application contre l'alcoolisme les
données de la sérothérapie. Déjà en 1897, M. le
Dr Toulouse avait fait quelques expériences avec du
sérum d'animaux (chiens) intoxiqués par l'alcool. Tout
récemment, MM. Sapelier, Broca et Thibault, ont repris l'étude du sujet ; et, sans qu'il soit permis de conclure encore, il n'est pas sans intérêt d'exposer les
principes de la méthode telle que les auteurs l'ont fait
connaître à l'Académie de médecine, 13 mai 1899. A la
date du 22 mai 1900, M. Sapelier a présenté un tableau
statistique des résultats obtenus qui donne presque 60
pour 100 de guérisons par cette méthode sérothérapique.

« Dans l'intoxication chronique par l'alcool, disent
« ces expérimentateurs, il y a une période latente pen-
« dant laquelle, avant de produire les lésions de l'al-
« coolisme chronique, l'alcool agit uniquement à titre
« de poison du système nerveux.

« Pendant cette période, l'alcool comme les autres
« poisons du système nerveux, ne manifeste son action
« que par deux signes : l'accoutumance et le besoin.

« Ainsi considérée, l'intoxication alcoolique se cal-
« que sur l'intoxication morphinique ; du fait de ce
« rapprochement avec la morphinomanie, nous propo-
« sons d'appeler *alcoolomanie* cette période latente de
« l'intoxication alcoolique chronique.

« Un certain nombre d'expérimentateurs (Roux,
« Borel, Besredka, Jubini, Gioffredi, Arnozan) ont
« trouvé que, comme les poisons microbiens, certains
« poisons non microbiens, d'origine animale, végétale
« ou minérale, surtout ceux auxquels l'organisme s'ac-
« coutume facilement, développent dans le sang des
« substances antitoxiques ou *stimulines* de Metchnikoff.

« Chacune de ces stimulines injectée avec le sérum
« dans un autre organisme le met en état de plus
« grande résistance à l'égard du poison correspondant.

« L'analogie entre l'action de l'alcool et celle de la
« morphine sur le système nerveux d'une part, les ex-
« périences faites avec les poisons microbiens d'autre
« part, nous ont poussé à faire avec l'alcool les expé-
« riences faites par d'autres avec la morphine.

« Nous avons produit chez le cheval l'accoutumance
« à l'alcool, absorbé de bon gré par la voie buccale.

« Son sang a fourni un sérum qui, injecté à des
« animaux ayant pris préalablement l'habitude et même
« le goût de l'alcool, a produit chez ces animaux un
« dégoût tel de l'alcool, qu'ils ont préféré s'abstenir
« de boisson ou de nourriture plutôt que de continuer
« d'absorber de l'alcool.

« Nous proposons d'appeler « antiéthyline » la subs-

« tance inconnue et non définie contenue dans le
« sérum recueilli dans ces conditions.

« Il nous a été impossible de provoquer chez les
« animaux aucun accident local, général ou toxique par
« l'injection sous-cutanée, même des doses excessives,
« de ce sérum.

« Les essais cliniques faits chez des buveurs ou al-
« cooliques ont confirmé les résultats expérimentaux
« obtenus sur les animaux.

« L'alcoolomane, traité par l'antiéthyline, perd le
« goût de l'alcool des boissons fortement alcoolisées
« comme l'absinthe, l'eau-de-vie, le rhum ; il peut même
« en avoir le dégoût et en perdre l'accoutumance. Il
« conserve le goût du vin, il retrouve l'appétit, les
« forces.

« L'action de l'antiéthyline semble bornée à la pé-
« riode latente de l'intoxication alcoolique chronique
« que nous avons appelée alcoolomanie ; jusqu'à pré-
« sent, elle s'est montrée impuissante à faire rétrocé-
« der les altérations organiques dues à l'alcool. »

2° *Morale* (générale et spéciale). — Ici nous allons
envisager la cause première de l'alcoolisme chronique,
la passion de l'alcool, l'alcoolomanie, et c'est des
moyens de la combattre chez le buveur que nous nous
occuperons, succinctement d'ailleurs, comme l'exige le
cadre de cet ouvrage.

L'idée de considérer les buveurs d'habitude, les
ivrognes, comme autre chose que de simples délinquants, de les traiter et de les assister avant tout, remonte à plus de quinze cents ans. Elle a été formulée
par le jurisconsulte romain Ulpien. En 1747, elle fut
reprise par Condillac, qui demandait des hôpitaux spéciaux pour les « maniaques de la boisson ». Au commencement du siècle, Cabanis (de Paris), Benjamin
Rush (de Philadelphie), Platner (de Leipzig), Esquirol,
insistèrent, mais sans succès, sur la nécessité de créer
des asiles pour buveurs.

Le premier établissement de ce genre fut fondé aux États-Unis en 1846 par le Dr J.-E. Turner. Il disparut après des péripéties de toute sorte, engendrées par la malveillance et la politique. Mais la semence avait enfin germé, et, depuis cette époque, les asiles d'alcooliques se sont multipliés : leur nombre s'élevait pour le monde entier à 150 environ en 1894. Les États-Unis et l'Angleterre en possèdent le plus grand nombre. En cette même année 1894, il y en avait seulement dix en Allemagne, quatre en Suisse, trois en Suède, deux en Norwège, un en Finlande et un en Hollande. La France, la Russie, l'Autriche, le Danemark n'en avaient aucun, mais se préparaient à en fonder. Le seul que nous ayons actuellement est installé dans les dépendances de l'asile de Ville-Evrard. Constatons incidemment que tous les asiles pour alcooliques, sauf ce dernier, sont, ou étaient du moins il y a encore peu d'années, des établissements privés.

Relativement à la population des alcoolisés, les asiles existants sont en nombre bien insuffisant, et il en sera ainsi tant que l'on aura pas éclairé l'opinion publique sur les avantages du traitement nosocomial.

« La psychologie des buveurs, dit notre savant ami « le Dr Sérieux (Assistance des alcooliques en Suisse, « Allemagne, Autriche, 1894), est complexe, et la foule « des victimes de l'alcool est formée de groupes variés « très différents les uns des autres. »

Il est des alcooliques qui ne boivent que par accès et sont tempérants en dehors des paroxysmes. Ils forment la catégorie des dipsomanes. D'autres s'alcoolisent d'une manière régulière, automatiquement, inconsciemment, par l'effet irrésistible de leur appétit morbide pour l'alcool. Certains sont des sujets porteurs de tares nerveuses héréditaires (v. p. 170 et suiv.) et, chez eux, des doses d'alcool, presque inoffensives, pour un organisme normal, provoquent une « bouffée délirante toxique » (Sérieux). Il y a encore la grande, l'immense classe des alcoolisés « inconscients » (Legrain) qui boivent non par besoin, mais soit par un effet de cette contagion si fréquente dans les maladies psychiques (hystérie morphinisme, etc.), soit sous l'aiguillon d'habitudes ou d'exigences professionnelles, soit enfin par préjugé, l'alcool faisant, pour eux, partie d'un régime alimentaire bien entendu.

« Un jour arrive où ces *alcoolisés sans le savoir*, dont « certains n'ont peut-être jamais été en état d'ivresse, « sont surpris par un accès de délire toxique... Il est « encore des individus chez lesquels les tendances à « boire, très développées, s'accompagnent de mauvais « instincts, d'une paresse incurable, d'un arrêt de dé- « veloppement du sens moral ; ceux-là même qui sem- « bleraient, au premier abord, réaliser le type des al- « coolisés délinquants, relèvent à vrai dire, en raison « de leurs défectuosités psychiques innées et de leur « incurabilité, plus du médecin aliéniste que des Tribu- « naux. »

Encore une fois, tous ces buveurs « sont non pas des délinquants mais des *malades*, qui peuvent et doivent être *traités*. On peut en espérer la guérison à l'hôpital ; mais la prison ne peut que les pervertir » (Sérieux, *loc. cit.*).

Nous distinguerons avec M. le Dr Bargy (inspirée par le Dr P. Garnier *Thèse*, Paris, 1897,) trois degrés dans le traitement des buveurs d'habitude, selon l'état plus ou moins avancé et suivant la forme de leur maladie : traitement moral simple, traitement dans un asile spécial ; traitement dans un asile de rigueur. Enfin, les bons effets de la cure morale libre et de la cure hospitalisée, doivent être perpétués par l'affiliation des ex-alcooliques à des sociétés d'assistance et de tempérance.

Le traitement moral simple s'applique aux buveurs qui sont encore au début de l'intoxication, qui ont conservé leur raison et leur volonté, qui n'ont eu que de rares accès de délire passager (dégénérés) ou que de légers troubles nerveux (rêves, tremblement, irritabilité). Il faut l'étendre évidemment, à tous ceux qui se trouvent sur la pente menant à l'intoxication.

Cette thérapeutique morale relève surtout du médecin de la famille ; mais toute personne (la femme, un ami) ayant quelque ascendant sur le sujet peut en être un agent efficace. Elle consiste en avis judicieux sur la valeur des boissons alcooliques, sur leurs effets déplorables au point de vue de l'individu, de la famille et de la société. La lecture des ouvrages antialcooliques et l'affiliation aux sociétés de tempérance seront souvent d'une salutaire influence.

Le traitement dans un asile spécial est réservé aux alcoolisés dont la raison et la volonté sont défaillantes et dont les habitudes intempérantes sont en train de s'invétérer, dont enfin la responsabilité devient discutable. Si la folie alcoolique est réalisée, c'est l'internement *d'office*. Le placement peut être volontaire chez les buveurs conscients.

La base du traitement sera l'abstinence totale de boissons alcooliques, dont on supprimera l'usage dès l'entrée du malade, sans qu'on ait à craindre les dangers plus imaginaires que réels de cette privation brusque. On donnera des tisanes diverses et peu de boissons excitantes telles que café ou thé. Le malade sera soumis à un travail musculaire régulier (travaux agricoles, de préférence). On lui appliquera le traitement moral dont il a été question plus haut.

L'hydrothérapie, sauf contre-indications spéciales, sera méthodiquement employée. On ne négligera pas les distractions de toute sorte (concerts, billard, gymnastique, livres et journaux illustrés, etc.), car la plupart des alcooliques reprennent leur lucidité dès les premières semaines, voire les premiers jours de l'internement. Le personnel devra se soumettre à l'abstinence totale, et les services hospitaliers seront aussi restreints que possible, afin de rendre la surveillance plus facile et le traitement moral plus efficace. Les auteurs les plus autorisés assignent à la séquestration d'office une durée minima de 6 mois et maxima de 8.

Le traitement dans un asile de rigueur devrait être appliqué aux récidivistes paresseux, aux alcooliques dont le sens moral est congénitalement obnubilé, aux vicieux.

Au traitement moral, on joindra une sévère réglementation du travail, des punitions plus ou moins graves pour les infractions au règlement. L'internement sera d'au moins un an et d'autant plus prolongé, que le nombre des récidives serait plus grand (voir thèse de Bargy).

Quelle que soit la catégorie à laquelle appartienne le buveur, il est de toute nécessité qu'il ne soit pas rendu du jour au lendemain à la liberté. Avec MM. Marandon de Montyel et Krœpelin nous voudrions qu'avant sa sortie définitive l'alcoolique guéri fût soumis à l'épreuve de la demi-liberté. On lui donnerait quelques heures de sortie par exemple. A la première rechute, il serait de nouveau interné. Au moment de sa sortie définitive, le buveur devra être remis aux mains d'une *société de patronage,* qui lui procurera une situation le mettant à l'abri du besoin. Il serait bon que cette société fût en même temps une *Société de préservation,* ne perdant pas de vue ses protégés et s'efforçant de prévenir chez eux les rechutes. Pour cela, il lui suffirait de fonder des restaurants et cafés de tempérance, des salles de réunions où des jeux et des spectacles seraient organisés, etc.

Quant aux buveurs guéris possédant des moyens d'existence, il serait nécessaire de les faire s'affilier à des Sociétés d'abstinence, qui leur prêteraient un appui moral de tous les instants.

Les résultats de la cure d'asile varient avec les auteurs ; mais il est hors de doute aujourd'hui que les buveurs sont curables : « Leur traitement donne des résultats au moins aussi satisfaisants que celui de n'importe quelle forme d'affection névropathique » (Dʳ Sérieux).

La proportion des guérisons (1) est, d'après le Dʳ Crother, directeur du Walnut loge hospital (Connecticut), de 1/3 environ, bien que certains établissements où règne l'empirisme et la fantaisie proclament 80 pour 100 de succès définitifs.

Le Dʳ Normann Kerr, directeur de l'asile modèle *Dalrymple Home* (Londres) accuse 33 pour 100 de guérison ; le Pʳ Hirsch, de Lintorf (Prusse Rhénane), 25 pour 100 ; Forel, dont la compétence spéciale est bien connue, en a obtenu dans son petit asile-type d'Ellikon 57,6 pour 100, en 1893. Ajoutons que ce dernier établissement ne renferme que des internés volontaires, plus facilement curables.

Avec MM. Magnan et Sérieux nous admettrons comme moyenne, dans les asiles où se font des placements d'office à côté de placements volontaires, le chiffre de 30 pour 100.

Pour les non guéris, les récidivistes, qui constituent un véritable danger social permanent, « il est évident que le principe de l'internement définitif, dans un asile spécial d'alcooliques incurables (asile de rigueur ou autre), constitue la seule mesure vraiment efficace pour les rendre inoffensifs. Il n'existe aucune raison sérieuse pour que ce principe, universellement reconnu à l'égard des aliénés incurables, ne trouve pas son application, dans ce cas particulier » (Jaquet), bien que l'opinion publique n'y soit pas encore préparée.

_____

(1) On considère comme *guéris*, les buveurs qui sont demeurés notoirement abstinents plusieurs années après leur sortie.

CHAPITRE V

L'étude de la géographie de l'alcoolisme pourrait être le sujet d'un vaste et intéressant chapitre, si notre documentation était moins incomplète, plus précise, ou moins controversable. Comment l'alcoolisme se présente-t-il sous les différents climats et dans les différentes races ? C'est là une grosse question à laquelle il est bien difficile de répondre d'une façon catégorique et définitive.

Tout au plus pouvons-nous évaluer avec une certaine exactitude, grâce aux publications officielles, *l'intensité de l'imprégnation alcoolique* chez les nations civilisées.

Les statistiques que nous allons présenter sont d'une brutale et triste éloquence. Ils prouvent que, de nos jours, ce sont les Français qui boivent le plus d'alcool sous ses diverses formes. L'imprégnation éthylique de la race s'est fortement accentuée depuis quarante ans, avec cette circonstance aggravante qu'elle s'opère, de plus en plus, à l'aide de boissons à titre alcoolique élevé (eaux-de-vie, apéritifs, vins-liqueurs aromatisés).

La répartition de la consommation des boissons

distillées sur le territoire français n'est pas uniforme. Ainsi qu'on s'en convaincra d'un simple coup d'œil, en examinant la carte insérée par M. X. Roques dans son travail sur l'*État actuel de l'industrie des eaux-de-vie et liqueurs* (Revue générale des sciences, 30 mars 1896), la France consommatrice d'alcools peut être divisée en trois zones : la 1re au nord-ouest, où l'on boit plus de 7 litres par tête à 100° ; la 2° au centre et à l'est, où la consommation est de 2 à 5 litres ; la 3° au sud-ouest, où ces chiffres s'abaissent à moins de 2 litres.

CONSOMMATION ANNUELLE PAR TÊTE D'HABITANT, EN FRANCE

ANNÉES	ALCOOL A 100° b. distillées	VINS 10 %	BIÈRE 3 %	CIDRE 5 %	ALCOOL TOTAL A 100°
		litres			
1830....	1,12	53,7	9,215	23	7,916
1851....	1,74	84,3	12,43	21	11,593
1864....	2,24	91,4	19,02	26,5	13,35
1875....	2,82	112	20	50,2	17,130
1876....	2,71	179	21,32	19	22,200
1880....	3,64	72	23,05	14,2	moyen. des⎞
1889....	4	70	»	25,5	12 années⎬
1892....	4,56	»	»	»	13,676 ⎠
1893....	4,32	79	23	18	13,81
1894....	4,04	»	»	»	»
1898....	4,54	»	»	»	»

Cette même carte semble prouver que les races ibérique et celtique, et en particulier les populations montagnardes, sont relativement sobres.

D'autre part, d'après statistique publiée par le ministre des finances, la consommation de l'alcool dans les grandes villes, en 1893, était la suivante :

Cherbourg.	18l,3	Rennes.	8l,1	Lyon.	
Rouen.	16,8	Marseille et Besançon.	7,3	Nancy.	5l,5
Hâvre.	16,2	Lille et Roubaix.	7,2	Tours.	
Caen.	15,8	Paris.	7	Avignon.	
Boulogne.	12,6	Saint-Denis.	6,9	Clermont.	5,2
Amiens.	11,6	Angers.		Bordeaux.	5
Lorient.	11	Tourcoing.	6,8	Limoges.	4,7
Brest.	10,8	Grenoble.		Bourges.	4,6
Le Mans.	10,3	Troyes.	6,5	Nice.	4,4
Versailles.	9,8	Calais.		St-Étienne.	4,3
St-Quentin.	9,6	Dijon.	6,2	Nîmes.	4
Toulon.	9	Orléans.		Montpellier.	3,8
Dunkerque.	8,7	Cette.	5,9	Toulouse.	3,2
Reims.	8,3	Nantes.	5,8	Béziers.	1,4

Cette statistique établit encore une fois que la région particulièrement contaminée par l'alcoolisme (liqueurs fortes), s'étend sur tout le Nord-Ouest. On y voit aussi que Paris ne vient qu'au 18e rang ; que les centres vinicoles arrivent en dernier lieu.

Enfin, un tableau de la répartition des alcools frappés de droits, dressé par la direction des Contributions indirectes, nous fait voir que la consommation de l'absinthe a passé entre 1885 et 1896, en 7 ans, de *57 732 hectolitres à 182 565,* et celle du bitter, de *30 214 hectolitres à plus de 40 000 hectolitres.* C'est sur ces deux liqueurs que l'augmentation est le plus accusée, toutes proportions gardées.

Notre documentation est très imparfaite en ce qui concerne la consommation des alcools dans les colonies françaises. Tout nous porte à croire, cependant, qu'il s'y fait une ample consommation de boissons spiritueuses et que beaucoup d'entre elles n'ont rien à envier à la métropole sous ce rapport (1).

On ne saurait sans injustice faire porter exclusive-

---

(1) Il n'est bien entendu question que de la population d'origine européenne.

ment la responsabilité de cette alcoolisation par l'élément militaire, ainsi qu'il est d'usage courant. La faute en incombe surtout aux industriels de la métropole et à leurs intermédiaires, les mercantis. Le premier commerçant établi dans une colonie nouvellement acquise, c'est le débitant de boissons.

Jusqu'à ce jour, l'Algérie semble détenir le record de l'alcoolisation (1). C'est l'absinthe et les amers que l'on y consomme surtout. A ce propos, il nous faut détruire une légende rééditée dans la plupart des ouvrages traitant de l'absinthe et de l'absinthisme. On a dit que l'absinthe algérienne était obtenue à l'aide d'une essence tirée des bulbes d'asphodèle, et que, grâce à cette origine, elle pouvait être *consommée en grande quantité, sans en éprouver d'effets fâcheux* (Laborde, Riche). Or, l' « absinthe d'asphodèle », et il faut le regretter, n'est qu'un mythe. Un médecin très distingué de Philippeville, le Dr Augier, nous écrit à ce sujet: « Le bulbe d'aspho-« dèle est féculent, mais contient un principe dont il faut « le débarrasser par l'ébullition pour le donner en ali-« ment aux bestiaux. Certains ont *proposé* d'utiliser la « fécule de ce bulbe pour faire de l'alcool. Mais jamais « l'asphodèle n'a servi à fabriquer de l'absinthe par la « raison bien simple que l'armoise est la seule plante « qui puisse être utilisée pour cela.

« L'absinthe que nous buvons ici nous est fournie « par la France et on ne trouve dans les cafés, d'Oran « à Tunis, de Philippeville à l'extrème sud de nos « possessions, que les marques débitées dans vos « cafés de Paris. Bref, pour le moment, l'asphodèle « est complètement inutilisée. »

---

(1) M. Rouby estime qu'il y a dans le département d'Alger, sur 133 000 colons, 44 000 alcooliques. Nous citons ces chiffres en rappelant au lecteur les réserves faites en tête du chapitre actuel.

TABLEAUX RÉCAPITULATIFS

DE LA CONSOMMATION DES BOISSONS DISTILLÉES ET FERMENTÉES
DANS LES AUTRES PAYS CIVILISÉS

ALLEMAGNE (1)

ANNÉES	CONSOMMATION DES BOISSONS ALCOOLIQUES PAR TÊTE ET PAR AN, EN LITRES					TOTAL A 100°
	Bière à 4 o/o	Vins à 10 o/o	Alcool à 100°	Bière à 100°	Vins à 100°	
1870-71..	»	»	3,8	»	»	»
1873-74..	90¹6	»	4,4	3,62	»	»
1877-78..	58,7	7,73	4,3	3 55	0,77	8,62
1881-82..	84,6	6,57	4,3	3,38	0,66	8,34
1884-95..	90	8,77	7	3,60	0,88	11,48
1885-86..	88,8	3,82	6,91	3,55	0,38	10,84
1887-88..	97,9	6,96	3,6	3,92	0,70	8,22
1889-90..	105,8	7,14	4,7	4,23	0,71	9,64
1890-91..	105,8	2,58	4,4	4,23	0,26	8,89
1891-92..	105,5	»	4,4	4,22	»	»
1892-93..	107,8	»	4,5	4,31	»	»
1893-94..	108,5	»	4,4	4,34	»	»
1888-89..	97,5	5,36	4,5	3,90	0,54	8,94

---

(1) Le tableau statistique actuel et les suivants sont empruntés au très
intéressant travail de M. Denis, bachelier ès sciences mathématiques, membre
de la Société génevoise de statistique, paru dans les comptes rendus du Congrès de Bâle, 1896.

ANGLETERRE

ANNÉES	CONSOMMATION DES BOISSONS ALCOOLIQUES PAR TÊTE ET PAR AN, EN LITRES					TOTAL TITRE A 100°
	Vins à 10 o/o	Bière à 4 o/o	Alcool à 100°	Vins à 100°	Bière à 100°	
1852.. . .	1,05	99,8	2,858	0,105	4,99	7,953
1872.. . .	2,39	144,6	2,939	0,239	7,23	10,408
1876.. . .	2,53	156,5	3,290	0,253	7,82	11,363
1880.. . .	2,07	143,5	2,700	0,207	7,17	10,077
1882.. . .	1,85	125,6	2,733	0,184	6,19	9,095
1885.. . .	1,74	123,2	2,503	0,174	6,16	8,837
1886.. . .	1,65	122,2	2,453	0,165	6,11	8,728
1887.. . .	1,69	124	2,396	0,169	6,20	8,765
1888.. . .	1,65	123,7	2,417	0,165	6,18	8,762
1889.. . .	1,72	131,3	2,513	0,172	6,57	9,255
1890.. . .	1,80	136,4	2,672	0,180	6,82	9,672
1891.. . .	1,77	136,9	2,698	0,177	6,84	9,715
1892.. . .	1,73	135,1	2,698	0,173	6,75	9,621
1893.. . .	1,68	136,7	2,225	0,168	6,84	9,233
1894.. . .	»	»	»	»	»	»
1895.. . .	»	»	»	»	»	»

D'après M. Burns, la consommation anglaise a subi en 1898 un accroissement très notable : elle aurait atteint 405 710 000 litres, représentant 3 milliards 862 millions de francs, soit pour une population de 40 000 000 d'habitants, 97 francs par tête et par an. L'augmentation est de 55 millions sur l'exercice précédent et de 466 millions sur la moyenne des 25 dernières années.

Un document tout récent nous fait savoir qu'en 1899 la dépense en boissons alcooliques a atteint 4 milliards 500 millions de francs, soit 155 millions de plus qu'en 1898, et que la quantité d'alcool consommé par tête a été de 11 litres 1/2 en Angleterre, de 6 litres 7 en Écosse et de 7 litres 20 en Irlande (moyenne : 8 litres 1/2).

ÉTATS-UNIS

ANNÉES	VINS A 10 0/0	BIÈRE A 4 0/0	ALCOOL A 100°	VINS A 100°	BIÈRE A 100°	TOTAL A 100°
1840. . .	1,096	5,148	4,769	0,109	0,257	5,135
1860. . .	1,325	12,19	5,6	0,132	0,609	6,341
1863. . .	»	6,934	0,9	4,132	0,346	1,378
1866. . .	»	16,46	1,249	»	0,823	2,204
1868. . .	»	18,9	0,838	»	0,945	1,915
1869. . .	»	19,09	2,634	»	0,904	3,67
1870. . .	1,211	19,38	3,917	0,121	0,969	5,007
1871 à 1875	»	»	2,83 à 3,14	0,15 à 0,18	1,11 à 1,31	4,24 à 4,57
1875 à 1879	»	»	2,06 à 2,42	0,17 à 0,18	1,22 à 1,32	3,4 à 3,8
1879 à 1888	2,12	»	2,29 à 2,76	0,14 à 0,21	1,56 à 2,40	4,17 à 4,99
1889. . .	1,741	48,02	2,498	0,212	2,401	5,111
1890. . .	»	51,64	2,649	0,174	2,582	5,405
1891. . .	1,703	56,02	2,687	0,17	2,801	5,658
1892. . .	1,66	57,4	2,837	0,166	2,87	5,873
1893. . .	1,703	60,86	2,857	0,17	3,043	6,07

AUTRICHE

Année 1880. . . . . Alcool total à 100°.   6,7

— 1885. . . .   —   10,6

RUSSIE :

Environ. 3l,5

SUISSE

ANNÉES	VIN A 8 0/0	BIÈRE A 4 0/0	ALCOOLS A 100°	VIN A 100°	BIÈRE A 100°	TOTAL A 100°
1881.. . .	60	8	3,75	4,8	1,32	8,87
1885.. . .	»	36	5,13	»	1,44	»
1890.. . .	49,4	45	3,13	3,96	1,8	8,89
1891.. . .	61 ?	47,5	3,16	4,88	1,9	9,94
1892.. . .	40 ?	50,3	3,19	3,2	2,01	8,40
1893.. . .	»	»	3,18	»	»	»
1894.. . .	70 à 80	50 ?	3	6	2	11

ITALIE

ANNÉES	BIÈRE A 5 o/o	VIN A 10 0/0	ALCOOLS A 100°	BIÈRE A 100°	VIN A 100°	TOTAL A 100°
1880.. . .	0,57	65	0,887	0,028	6,5	7,415
1881.. . .	0,64	57	1,124	0,032	5,7	6,856
1882.. . .	0,65	88	0,968	0,032	8,8	9,8
1886.. . .	0,83	120	0,704	0,041	12	12,745
1887.. . .	0,77	100	0,789	0,038	10	10,827
1888.. . .	0,81	104	0,347	0,040	10,4	10,787
1889.. . .	0,79	69	0,466	0,039	6,9	7,405
1890.. . .	0,86	95	0,680	0,043	9,5	10,223
1891.. . .	0,83	110	0,388	0,041	11	11,429
1892.. . .	0,57	»	0,742	0,028	»	»

Selon M. Baseri (Annale di Statisca 1899), la consommation des alcools dans les différentes régions de l'Italie serait la suivante :

Naples. . . . . 1^l,70 à 100°
Sicile. . . . . 0 55 —
Venise. . . . . 3 40 —
Lombardic. . . . . 4 10 —
Toscane. . . . . 2 90 —

DANEMARK

ANNÉES	ALCOOL A 100°	ALCOOL TOTAL ALCOOLS, VINS, BIÈRE
1874.	10	»
1875.	10,4	»
1876.	9,5	»
1877.	9	10
1878.	8,8	»
1879.	8,8	»
1880.	9,45	12,5
1880-84.	8,8	»
1890.	7	10,2

BELGIQUE

ANNÉES	CONSOMMATION DES BOISSONS ALCOOLIQUES PAR TÊTE ET PAR AN, EN LITRES					TOTAL A 100°
	Vins à 10 o/o	Bière à 3 o/o (1)	Alcools à 100°	Vins à 100°	Bière à 100°	
1835-40...	1,83	127	3,51	0,183	3,81	7,503
1855-57...	1,95	140,5	2,93	0,195	4,215	7,34
1858-60...	2,70	155,75	3,74	0,27	4,672	8,682
1870-72...	3,55	159	3,83	0,355	4,77	8,955
1873-75...	3,80	177	4,41	0,38	5,31	10,1
1876-78...	3,72	175	4,515	0,372	5,25	10,137
1879-81...	3,58	166	4,78	0,358	4,98	10,118
1882-84...	3,45	166	4,26	0,345	4,98	9,585
1885-87...	3,23	165	4,515	0,323	4,95	9,788
1888-89...	3,34	172	4,36	0,334	5,16	9,853
1889 90...	3,34	179	4,645	0,334	5,37	10,349
1890-91...	4,08	176	4,84	0,408	5,28	10,528
1891-92...	3,84	177	4,795	0,384	5,31	10,789
1892-93...	3,86	183	4,76	0,336	5,49	10,589
1893-94...	»	182	4,71	»	5,46	»

(1) Consommation plus forte en réalité que celle indiquée ici.

SUÈDE

ANNÉES	VIN A 8 o/o	BIÈRE A 4 o/o	ALCOOLS A 100°	VIN A 100°	BIÈRE A 100°	TOTAL A 100°
1861-65...	»	10,15	5,3	»	0,51	5,84
1866-70...	0,36	10,75	4,4	0,04	0,54	4,98
1871-75...	»	15,1	5,9	»	0,75	6,79
1876-80...	»	17,27	5	»	0,86	5,9
1881-85...	»	18,83	4,1	»	0,94	5,08
1886-88...	»	21,61	3,6	»	1,08	4,72
1889...	»	21	3,25	»	1,08	4,37
1890...	»	22	3,25	»	1,1	4,39

NORVÈGE

ANNÉES	BIÈRE A 5 0/0	VIN A 10 0/0	ALCOOL A 100°	BIÈRE A 100°	VIN A 100°	TOTAL A 100°
1830....	»	»	8 5	» »	0,1?	8,7
1843....	»	»	3,6	»	»	5,7
1851....	»	»	2,2	»	»	4,3
1861-65..	23,2	»	3,7	1,16	»	2,9 5
1875....	21,1	»	3,35	1,05	»	4,4
1876....	21,4	»	3	1,07	»	4,2
1877....	20,7	0,73	2,25	1,03	»	3,3
1878....	20,3	0,91	1,65	1,01	0,07	2,73
1879....	16,2	0,85	1,90	0,81	0'09	2,80
1884....	16,2	0,71	1,75	»	0,08	2,63
1886-87..	17,07	0,82	1,42	0,88	0,07	»
1888....	20,7	»	1,53	1,03	0,08	2,37 2,64
1889...	20,9	»	1,60	1,04	»	2,72
1890...	24,8	»	1,56	1,24	»	2,88
1891...	29,5	»	1,84	1,47	»	3,39

HOLLANDE

ANNÉES	BIÈRE A 5 0/0	VIN A 10 0/0	ALCOOL A 100	BIÈRE A 100°	VIN A 100°	TOTAL A 100°
1881....	32,97	2,52	4,81	1,65	0,25	6,71
1882...	34,33	2,53	4,73	1,72	0,25	6,7
1883...	33,52	2,58	4,74	1,68	0,26	6,68
1884...	34,63	2,56	4,72	1,73	0,26	6,71
1885...	33,74	2,57	4,58	1,69	0,26	6,53
1886...	»	2,01	4,5	»	0,2	»
1887...	35,02	2,05	4,51	1,75	0,2	6,46
1888...	33,47	1,99	4,44	1,67	0,2	6,31
1889...	»	1,98	4,4	»	0,2	»
1890...	34,4	2,06	4,45	1,72	0,2	6,37
1891...	»	2,06	4,5	»	0,2	»

CONSOMMATION COMPARÉE DES DIVERS PAYS (AVEC INDICATIONS SUR SA MARCHE DANS LES DIX DERNIÈRES ANNÉES ÉCOULÉES)

PAYS	DERNIÈRE ANNÉE	BIÈRE A 100°	tendance de la consommation	VIN A 100° ET CIDRE	tend.	ALCOOLS A 100°	tend.	TOTAL A 100°	tend.
France. . .	1893	0,69	hausse légère	7,9	station. irrég.	4,33	hausse légère	13,81	stat. irrég. depuis 1868
Suisse. . .	1893	2,01	hausse	6	stat. irrég.	3	stat. irrég.	11	stat.
Belgique. . .	1892 93	5,49	»	0,34	»	4,76	stat.	10,59	»
Italie. . .	1890	0,04	stationnaire.	9,5	irrég.	0,68	stat. irrég.	10,22	stat. irrég.
Autriche-Hongrie.	1888	1,3	»	2,26	»	6,7	»	10,2	»
Danemark. .	1890	3,1	hausse	0,1	»	7	baisse	10,2	stat.
Allemagne. .	1893-94	4,34	hausse légère	0,6	irrég.	4,4	stat.	9,34	stat.
Angleterre. .	1893	6,838	hausse légère	0,168	stat.	2,225	stat. irrég.	9,23	stat.
Pays-Bas. .	1890	1,72	stat.	0,2	»	4,45	stat.	6,37	baisse légère
États-Unis .	1893	3,043	hausse forte	0,17	stat.	2,857	hausse légère	6,07	hausse
Suède. . .	1890	1,1	hausse forte	0,04	»	3,25	baisse forte	4,39	baisse
Norvège. . .	1891	14,7	hausse nette	0,1	»	1,84	presque stat.	3,31	stat.
Canada . . .	1892	0,67	hausse	0,04	»	1,32	baisse légère	2,03	baisse légère

Il est nécessaire, pour interpréter comme il convient ce dernier tableau comparatif, d'observer que, dans les pays vinicoles, tels que la France, l'Italie, la Suisse, la consommation *totale* suit d'assez près les fluctuations de la consommation des vins : du fait de l'abondance des vins, la consommation totale de l'alcool peut, d'une année à l'autre, augmenter d'un cinquième, d'un quart et même d'un tiers. Or, il faut se garder d'assimiler la puissance d'alcoolisation des boissons fermentées (alcools dilués) à celle des spiritueux (eaux-de-vie et liqueurs). N'a-t-il pas été établi au chapitre de la physiologie (p. 90) qu'à doses égales l'alcool pur est incomparablement plus actif, sous tous les rapports, que l'alcool étendu d'eau ?

Il s'ensuit que certaines contrées, comme l'Italie, la Suisse, grandes consommatrices de boissons fermentées, occuperaient assurément un tout autre rang dans l'échelle de l' « alcoolisation » comparée, si l'on tenait compte des *coefficients de toxicité* des diverses boissons. L'Italie, en particulier, ne serait plus placée bien avant l'Allemagne, l'Angleterre, le Danemark, etc.

Malgré ces restrictions, on ne saurait nier qu'à l'heure actuelle — et c'est pour nous le principal enseignement qui se dégage du tableau précédent — la France se trouve placée entre le 3e et le 5e rang pour la consommation des spiritueux, au deuxième pour les boissons fermentées, et *en tête* pour la consommation totale de l'alcool. Triste suprématie !

CHAPITRE VI

PROPHYLAXIE DE L'ALCOOLISME

La question de l'alcoolisme et de sa prophylaxie a été jusqu'ici envisagée par la plupart des hygiénistes à un point de vue un peu trop personnel, trop exclusivement médical et moral. On a négligé un côté du sujet, qui a une extrême importance : nous voulons parler des rapports de la production et du commerce des alcools, avec l'économie générale, avec la richesse publique.

On a plus ou moins sciemment omis de chercher pourquoi l'industrie de la distillation avait pris en si peu d'années, à une certaine époque, le prodigieux essor que nous connaissons ; et, d'autre côté, ce que deviendraient les producteurs d'alcools et leur très nombreux personnel, si l'on paralysait brusquement leur activité.

Nous croyons devoir aborder ce point, afin, d'une part, de faire toucher du doigt aux réformateurs intransigeants les difficultés d'une solution radicale, et, d'autre part, de répondre à l'objection connue : « Que « ferez-vous de ce vaste organisme industriel qu'ali- « mente la fabrication des alcools ? »

On ne saurait nier que « comme industrie agricole, « la distillation a une grande importance. Elle permet « d'extraire de certaines denrées agricoles le produit « alcool sans rien enlever de leur valeur intrinsèque « comme nourriture du bétail. Celui-ci, nourri avec

« les résidus de la fabrication, restitue à la terre par
« les fumures une bonne partie des éléments qui lui
« ont été enlevés par les récoltes. Par suite, le sol
« s'améliore et sa productivité augmente. Beaucoup de
« contrées peu favorisées sous le rapport de la fertilité,
« ou ruinées par un concours de circonstances malheu-
« reuses ne doivent leur prospérité ou leur relèvement
« qu'à l'industrie de la distillerie. » (Fritsch et Guille-
min.)

C'est ainsi que certaines provinces de la Prusse, au
sol sablonneux et réfractaire à la plupart des cultures,
sauf celle de la pomme de terre, ont pu trouver dans
l'élevage du bétail et des animaux de trait un élément
réel de prospérité.

D'un autre côté, c'est grâce à certaines mesures fiscales inconsidérées « que nombre d'industries chimi-
« ques ne peuvent acquérir l'importance qu'elles ont
« prise en Allemagne, parce que l'alcool, matière pre-
« mière indispensable à ces industries, est d'un em-
« ploi coûteux. » (X. Roques.)

Loin de nous la pensée de conseiller un accommo-
dement, une transaction avec le commerce des *boissons* spiritueuses ! Nous entendons seulement établir
qu'il est nécessaire de chercher à l'industrie des alcools
d'autres débouchés, en même temps qu'on leur ferme
celui de l'alimentation. Nous avons parlé des industries
chimiques. Il reste encore à l'alcool bien d'autres modes
d'emploi : n'apparaît-il pas comme un des combustibles
de l'avenir ? (1).

La prophylaxie de l'alcoolisme est aussi ancienne que
l'ivrognerie elle-même, mais jusqu'à nos jours elle se

---

(1) Voir Lindet. L'Etat actuel des alcools d'industrie en France, *in*
Revue générale des Sciences, 15 novembre 1899.
— En Allemagne, une notable partie des 3 millions d'hectolitres livrés
par l'industrie est brûlée pour le chauffage et l'éclairage.

résumait en des punitions plus ou moins rigoureuses. Avec l'extension de l'alcoolisme qui marque notre siècle, la question de sa répression a dû être envisagée à nouveau mais à un point de vue plus philosophique, plus scientifique ; et l'on n'a pas tardé à s'apercevoir que toutes ces sanctions pénales étaient insuffisantes, dangereuses ou sans effet. L'on a été ainsi amené à mettre en jeu une série longue et variée de mesures répressives et préventives en harmonie avec l'expérience acquise.

L'ensemble des moyens répressifs, préventifs et curatifs peut se diviser en trois groupes relevant, le premier de la législation pénale, le second de la législation civile, tandis que le troisième constitue une législation spéciale.

Il reste enfin, en dehors de toute ingérence de l'État, un moyen de prophylaxie des plus efficaces, le plus efficace, peut-être : la propagande privée.

§ I. — LÉGISLATION PÉNALE

1° EMPRISONNEMENT ET AMENDE (1). — Nous posons en principe qu'on ne saurait avec justice frapper l'ivresse, en tant que délit, dans les pays où l'usage des boissons alcooliques n'est pas réglementé et où le budget fait état des recettes provenant des droits sur les boissons.

L'ivresse est-elle d'ailleurs en soi-même un délit au sens vulgaire du mot ? N'est-elle pas assimilable aux autres intoxications qui préjudicient à l'individu, à la race, à la société, telles que la morphinomanie, l'opiomanie, l'éthéromanie, voire même le tabagisme ? Cela étant, quelle raison valable invoquer pour la faire tomber seule sous le coup de la loi ?

---

(1) V. Actes du Congrès pénitentiaire international de Saint-Pétersbourg, 1890, vol. II. — V. CAUDERLIER. L'Alcoolisme en Belgique, p. 86. — V. VERHAEGHE. *Thèse*, Lille, 1899.

Si l'on admet que la gravité des délits se mesure aux délibérations qui les préparent, comment et pourquoi sévir pénalement contre une intoxication que l'inconscience précède, accompagne et suit presque toujours?

Une modeste dose de 60 grammes d'un vin-liqueur de « bonne compagnie », comme le madère, suffit pour attiser la soif, pour amoindrir le jugement et la volonté; elle est par conséquent fort capable de mettre, à son insu, sur le chemin de l'ivresse confirmée, l'individu le moins préparé à s'enivrer. Cet effet sera d'autant plus à craindre que le consommateur sera plus prédisposé par l'hérédité ou que son système nerveux sera plus vulnérable.

On a tenté d'établir une distinction entre l'ivresse occasionnelle et l'ivresse habituelle ou ivrognerie, au point de vue des pénalités à encourir. « L'ivrognerie, « dit M. Ladame, n'est pas punissable comme l'ivresse, « car, aux yeux des médecins, l'ivrognerie est une « maladie. » Pour nous cette délimitation est spécieuse.

Il est hors de doute, en effet, que bien des buveurs d'habitude ont commencé par être des buveurs occasionnels et peuvent le redevenir en changeant de condition ou de milieu. Où commence l'ivrognerie? C'est ce qu'il est impossible de déterminer.

Ce qui est logique, légitime, c'est le dédommagement pécuniaire des intérêts, privés ou publics, lésés par le fait d'une ivresse tapageuse; c'est peut-être encore, comme cela se fait en Suisse, l'affichage du jugement à la porte des mairies et des auberges, à cause de l'influence morale qu'une telle mesure exerce sur l'entourage du contrevenant.

Quant à la valeur pratique de la répression comme moyen de prophylaxie, elle est à peu près nulle. « Elle a partout échoué, dit M. Cauderlier. »

« Toutes les pénalités du monde n'ont jamais pu enrayer l'alcoolisme » (Ladame).

Du reste, la complicité tacite de l'opinion publique
et des agents de l'ordre, eux-mêmes sujets à caution,
n'est guère favorable à l'application stricte des lois
répressives.

On doit ajouter que les sanctions telles que la prison
et l'amende pour les « délits par intoxication alcoolique »
sont dangereuses : le séjour des prisons et des maisons
de correction « peut transformer le buveur honnête en
« un déclassé ou un malfaiteur ; et l'effet le plus certain
« de l'amende, sera de grever de nouvelles dettes le
« buveur déjà obéré par l'alcool, d'augmenter le malaise
« et la misère du foyer. » (G. Vidal.)

Tel est aussi l'avis d'autorités comme Lilienthal,
Léveillé, Ladame, etc.

Si le buveur agit souvent par inconscience — et si,
par conséquent, ainsi que le dit M. Ladame, les juges
peuvent hésiter à condamner un ivrogne, quand ils
savent que tout conspire, dans l'organisation actuelle de
l'État, pour faire tomber le malheureux, incapable de
résister aux tentations qui l'entourent —, il n'en saurait
être de même pour les gens qui vivent de son vice et
pour ceux qui l'encouragent.

La loi anglaise et la loi française (cette dernière très
indulgente et trop rarement appliquée) punissent le
cabaretier qui verse à boire à un homme ivre ou à un
enfant au-dessous de seize ans. Ne pourrait-on pas aller
plus loin et fermer l'établissement du débitant qui se serait mis plusieurs fois en contravention avec la loi (1)?

Ne pourrait-on pas aussi poursuivre comme com-
plices, — ce que l'on a omis de faire jusqu'ici — les
camarades du buveur, lorsqu'il est prouvé qu'il a suc-
combé grâce à leurs excitations, et châtier « les dange-
« reux paris auxquels donne lieu trop souvent l'ignoble
« émulation des buveurs » (Cauderlier) ?

---

(1) V. Verhaeghe *Loc. cit.*, p. 84.

§ II. — LÉGISLATION CIVILE

On a proposé avec raison de prononcer la déchéance paternelle contre l'ivrogne, déchéance temporaire ou définitive suivant les cas.

On a voulu encore le frapper d'interdiction.

Il est bien évident que des mesures de ce genre ne pourraient être prises qu'après expertise médico-légale. Mais une question préjudicielle se présente. Est-il raisonnable d'interdire le buveur avant d'avoir reconnu son incurabilité, avant d'avoir tenté une guérison assez souvent possible ? Nous répondrons négativement. L'interdiction est une mesure extrême qu'il ne faut appliquer qu'aux incurables.

Plusieurs législations (Galicie, Bukhovine, Suède, Belgique, canton de Berne) renferment une prescription en vigueur déjà au Moyen Age : la non-reconnaissance des dettes de cabaret. Cette mesure, jusqu'ici, ne semble pas avoir été appliquée avec beaucoup de succès, car elle peut être plus ou moins facilement éludée par une entente entre les intéressés, buveurs et aubergistes.

§ III. — LÉGISLATION SPÉCIALE

1º SURTAXE DES ALCOOLS ET DES BOISSONS DISTILLÉES. — Un des premiers moyens, sinon le premier, qui se présente à l'esprit, pour restreindre la consommation des alcools, est la taxation ou mieux la surtaxe des spiritueux. En augmentant le prix, on espère voir baisser la vente. Tous les États ont mis cette idée en pratique, bien moins, il faut le dire, dans un but d'hygiène que par intérêt fiscal.

On trouvera dans l'étude très documentée de

M. J. Denis un tableau comparatif de l'imposition des alcools dans les différents pays. Nous en extrayons les chiffres qui suivent :

PAR HECTOL.
A 100°

Grande-Bretagne et Irlande.	489fr,20
Hollande.	253 »
États-Unis.	249 50
Norvège	225 »
Russie.	221 »
France (1).	156 25
Italie.	140 »
Suède.	140 »
Belgique.	128 »
Allemagne.	112 50
Autriche-Hongrie	98 40
Suisse.	87 36

Les résultats donnés par les surtaxes sont bien minces, sinon nuls (E. Rostand, Lejeune, Ladame, etc.). Lorsque le mouvement ascensionnel de la consommation a paru entravé par l'accroissement des impôts, c'est que le consommateur s'était rabattu soit sur les boissons spiritueuses non surtaxées, soit sur les boissons fermentées, ou que la fraude s'était mise de la partie.

En Angleterre, l'énorme droit de 500 francs par hectolitre a fait à peine fléchir la consommation des spiritueux et il a en revanche favorisé l'usage des bières fortes, si bien que, depuis 1889, la consommation de l'alcool total a notablement augmenté, et qu'en 1898 les Anglais ont dépensé en boissons spiritueuses 1/12 de plus qu'en 1895.

Aux États-Unis, en 1865, l'impôt sur l'alcool fut élevé

---

(1) Au droit général de consommation, il faut ajouter en France le *droit d'entrée* dans les villes, qui varie, avec la population, de 7 fr. 50 à 30 francs, et *le droit d'octroi*. A Paris, les droits totaux qui étaient de 266 francs avant 1898 ont été augmentés depuis de 85 fr. 20. — Le prix moyen actuel de l'hectolitre d'alcool est de 36 francs.

de 163 francs à 545 francs. La consommation tomba de 1 582 000 à 322 000 hectolitres ; mais on s'aperçut bientôt que la fraude, avec la complicité des employés de l'État, livrait clandestinement les 1 200 000 hectolitres disparus des statistiques officielles (1).

Si les surtaxes ne diminuent pas la consommation des spiritueux et surtout celle de l'alcool total, elles constituent un encouragement certain, non pas seulement au mouillage exagéré, — ce qui n'est pas pour déplaire aux hygiénistes, — mais encore aux sophistications malsaines. D'autre part, ils grèvent le maigre budget du prolétaire buveur. En somme, elles ne sont qu'un *adjuvant* des différentes mesures dirigées contre l'alcoolisme et elles demeurent inefficaces par elles-mêmes.

2° DÉGRÈVEMENT DES BOISSONS FERMENTÉES. — On a préconisé, comme corollaire à la surtaxe des spiritueux, le dégrèvement des boissons fermentées, croyant ainsi amener le peuple à accorder uniquement ses faveurs aux boissons faiblement alcooliques. Or, une telle mesure fait à coup sûr l'affaire des producteurs de vins, de bière et de cidre ; elle peut sauver de la ruine le débitant menacé ou atteint par la surtaxe des alcools ; mais elle semble incapable d'abaisser la consommation de l'alcool total (v. p. 205), ce qui est le vœu des hygiénistes. Partout où l'on a frappé les spiritueux en favorisant les boissons distillées ou simplement en maintenant vis-à-vis d'elles le statu quo, la consommation de ces dernières augmentait plus rapidement que ne diminuait celle des premières ; même, en certains pays, l'on a pu voir l'une et l'autre croître parallèlement.

« En Suède, dit le Dr Wieselgren, la digue que l'on « a cru opposer à l'abus des boissons enivrantes, a été « maintenant rompue non pas en faveur de l'eau-de-« vie, mais par la bière. Tandis que les arrestations

_____

(1) V. VERHAEGHE. *Loc. cit.*, p. 72-73-74-75-76.

« pour ivresse d'eau-de-vie ont diminué pendant les
« quinze dernières années, celles qui résultent de la
« consommation de la bière ont augmenté par contre
« d'une manière effrayante. »

Les partisans du dégrèvement ignorent sans doute
que plus de 20 pour 100 des alcooliques internés se
sont exclusivement intoxiqués avec le vin, la bière ou
le cidre, boissons dites hygiéniques! (Forel, *Statistique
d'Ellikon*, 1893.)

En réalité, le dégrèvement est simplement une sorte de
prime donnée à l'usage sans limites des boissons fermentées, à l'alcoolisme officiel par boissons sucrées
hygiéniques.

M. X. Roques trace ainsi leur devoir aux législateurs
dignes de ce nom : « Si l'on veut atteindre ·l'alcoo-
« lisme, il faut frapper *toutes* les boissons sans distinc-
« tion, mais en donnant à l'impôt un caractère progres-
« sif; de cette manière tout l'alcool sera imposé et
« cela d'autant plus, qu'il sera offert au consommateur
« sous une forme plus concentrée et par conséquent plus
« nuisible. Il ne nous semble pas qu'il serait imprati-
« cable d'établir un tel impôt basé sur la connaissance
« du degré des boissons alcooliques. Tous les fabri-
« cants, les distillateurs connaissent exactement le
« degré alcoolique des boissons qu'ils vendent; dans le
« commerce des vins, c'est aujourd'hui une coutume
« constante de déterminer et d'indiquer le degré alcoo-
« lique. Les boissons fermentées : vins, cidres, bières,
« seraient taxées à leur degré alcoolique » (1).

3° LIMITATION DU NOMBRE DES DÉBITS. — Pour ne parler que de la France, nous constatons dans notre pays,
depuis un demi-siècle, une effrayante pullulation des

---

(1) En 1896, le Storthing norwégien s'apprêtait a adopter un moyen analogue, la consommation des bières fortes s'étant énormément accrue par suite
des lois draconiennes sur les spiritueux.

débits de boissons de toute espèce : cabarets, auberges, cafés, brasseries, etc.

Le nombre en a passé de 281847 (1829) à 425507 (1897) (1). Il n'y a tendance à la diminution que dans les seuls départements auvergnats, le Puy-de-Dôme et la Haute-Loire, en particulier, départements peu touchés par le phylloxera.

Le chiffre global de 1897 représente un débit pour 84 habitants, soit un débit pour 30 adultes mâles environ. Mais ce n'est là qu'une moyenne, et les départements ne manquent pas, les villes sont nombreuses où l'on compte un débit pour moins de 70 habitants (2). Dans les grands centres, le cabaret est pour l'ouvrier un second domicile : il y boit, il y mange, il s'y délasse et s'y prélasse (3). Il trouve dans les établissements de cette sorte, une apparence de confort qui le repose de l'atelier noir et du logis sordide. Le cabaret est le cercle et le salon de l'ouvrier des villes. Dans les campagnes, l'auberge attire l'ouvrier rural par son semblant de luxe, par les excitations de la danse et les œillades des servantes. Si le prolétaire ne trouvait dans les débits qu'une certaine sollicitation au farniente, le mal serait relatif, car il faut que notre instinct de sociabilité se satisfasse, et le cabaret est là, territoire neutre, où il lui est permis de se donner libre carrière. Mais il y trouve encore le suprême attrait de la narcose éthylique, et le cabaret est avant tout un endroit où l'on s'alcoolise en commun... et à l'envi.

Quelle a été l'origine de cette multiplication des

---

(1) Plus 30 000 pour Paris, soit 450 000 au total.

(2) V. Claude (des Vosges). Rapport au Sénat, 1885, p. 200.
V. Brunon. L'Alcoolisme en Normandie, in *Bulletin médical*, 1896.

(3) En 1892, il existait en Belgique un débit pour 36 habitants, et, dans le Hainaut, en particulier, un pour 24 habitants.
Dans le Borinage, en 1891, la ville de Mons non comprise, il y avait un débit pour 22,3 habitants, soit un pour quatre adultes, ou encore un pour trois maisons ouvrières.

cabarets chez tous les peuples civilisés ? L'humanité aurait-elle été brusquement atteinte de dipsomanie ?

On peut affirmer que la cause de ce fait, est le faux progrès dû au développement désordonné de la grande industrie, qui, trop souvent, n'a su exploiter les découvertes scientifiques de ce temps que dans son intérêt propre, sans aucun souci d'ordre social, et qui a été encouragée dans cette voie par les capitalistes en quête de placements fructueux.

Lorsqu'on sut que les chimistes avaient découvert le moyen de tirer de toutes les matières féculentes, voire de la cellulose du bois, un alcool qui, au titre de 50°, revenait à 15 ou 20 francs l'hectolitre, ce jour-là les eaux-de-vie naturelles et les liqueurs de ménage, d'un prix relativement élevé, étaient frappées à mort, et les alcools d'industrie aiguillonnés par une demande effrénée envahissaient, inondaient le marché. Comme de coutume, la surproduction arriva, et elle a atteint un tel degré que les distillateurs en quête de débouchés se sont mis à ouvrir eux-mêmes des débits, à commanditer une foule de gens à la recherche d'une situation commerciale (V. Vandervelde, *L'alcoolisme et les conditions du travail en Belgique,* 1899, p. 535). Les nombreux « bars » et « distillations », qui éclosent chaque jour au coin de nos rues parisiennes, n'ont pas d'autre origine.

Bref, l'effrayante progression du nombre des débits a fini par émouvoir un peu partout les pouvoirs publics.

Le premier moyen restrictif qui s'offrait et que son apparente simplicité fit d'abord choisir par les législateurs, fut la majoration des droits de licence.

En France, jusqu'à l'avènement du second Empire, la profession de cabaretier fut absolument libre. Le décret du 29 décembre 1851 modifia cette situation en soumettant les débitants à l'autorisation préalable, en les plaçant sous l'autorité discrétionnaire des préfets.

Le souci de la morale et de l'hygiène publiques était

complètement étranger à ce décret. Ce qu'on voulait, c'était mettre dans la main du pouvoir plus de 300 000 débitants, et les transformer en autant de surveillants officieux ou d'agents électoraux (Rapport de Claude au Sénat).

La loi du 17 juillet 1880 abrogea ces dispositions de nature purement politique et essaya de concilier le souci de l'intérêt général avec celui de la justice, de la propriété et de la liberté individuelles (Claude). Les débitants étaient tenus de faire entre les mains du procureur de la République, par l'intermédiaire du maire, une déclaration d'ouverture. Ils devaient produire un casier judiciaire vierge de condamnations. En cas de vente de marchandises falsifiées ou nuisibles à la santé, l'exercice de leur industrie leur était interdit pendant les cinq années qui suivaient l'expiration de leur peine.

Ce n'était là qu'une mesure bien anodine, et, de fait, elle n'eut aucune influence sur le nombre des détaillants.

Il fallut revenir sur la loi de 1880. Sous la pression d'un certain courant d'opinion et des vœux formels émis par la Société française de tempérance (reconnue d'utilité publique), le Sénat institua une commission chargée de faire une enquête et de présenter, dans le plus bref délai possible, un rapport sur la consommation de l'alcool, tant au point de vue de la santé et de la moralité, qu'au point de vue du Trésor (Sénat, session 1887. — M. Claude (des Vosges) rapporteur).

La Commission était saisie de trois propositions : la première, émanant de la Société de tempérance, tendait à limiter le nombre des débits en le réduisant à un pour deux cents habitants ; la seconde, qui venait du gouvernement et qui s'inspirait uniquement de l'intérêt fiscal (Claude), consistait à majorer de 100 pour 100 le taux des licences ; la dernière, présentée par la Commission du budget de la Chambre des députés, quadruplait les droits existants (1).

La Commission sénatoriale repoussa la première comme attentatoire au principe sacro-saint de la liberté du commerce, et aussi, mais avec plus de raison, comme impossible à mettre en pratique. Elle se rallia au projet de la Chambre, en formulant la « réserve expresse de « dispositions à prendre pour qu'il ne puisse plus être « livré à la consommation que des alcools complètement « rectifiés ». Elle comptait ainsi amener la disparition d'un certain nombre de débits, diminuer la consommation et enfin atténuer l'intoxication publique.

En réalité, tous ces projets et motions émanant soit d'hommes politiques, soit de ces commissions extraparlementaires où le dernier mot ne reste pas toujours aux spécialistes les plus autorisés, toutes ces motions, tous ces projets avaient pour base même un postulat — le développement parallèle de l'alcoolisme et des cabarets — dont une documentation plus soigneuse eût démontré le peu de solidité. Il est vrai que bien des champions de la morale et de l'hygiène au sein des assemblées politiques et des commissions officielles, ont des raisons de « combattre l'alcoolisme en n'employant « presque aucune arme » (Cauderlier) (2).

En Hollande, avant 1881, le commerce au détail des boissons s'exerçait sans aucune entrave. Il y avait dans le royaume 43 950 débits.

La loi très rigoureuse du 28 juin 1881 limitant le nombre de ces établissements, le fit tomber à 25 000, en 1891. L'effet sur la consommation fut le suivant : de 9ˡ,8, elle passa à 8ˡ,7. Maigre résultat ! On vit d'ailleurs dans la province d'Overissel, avec une diminution de 11 pour 100 dans le nombre des cabarets,

---

(1) Droits de licence imposés par la loi du 1ᵉʳ septembre 1871 et variant pour les détaillants de 15 à 50 francs, selon la population des communes.

(2) V. Loiseau, *Presse médicale*, 31 mars 1900 (Lecture recommandée).

augmenter notablement les quantités consommées (0,1 pour 100).

Une enquête conduite par le Conseil fédéral suisse « a montré, dit M. Ladame, que le parallélisme entre « la consommation des boissons alcooliques et le « nombre des débits n'était point une règle générale, « comme on le croyait ». Elle fit voir que les cantons où les débits étaient le plus nombreux étaient justement ceux où la consommation était le moins forte, et que ceux où il y avait le moins d'auberges étaient — le Valais excepté — plus spécialement infestés. « C'est « qu'en Suisse, l'eau-de-vie, plus encore que le vin, « se consomme dans le domicile privé et que cette con- « sommation, notamment dans les contrées infectées « par l'alcoolisme, n'a pas son origine ni son fondement « principal dans le cabaret, mais bien dans l'usage do- « mestique (Message du Conseil fédéral, 1884). »

D'après M. Mœller, en Angleterre, où il y avait 565 cabarets pour 10 000 habitants, la consommation de l'eau-de-vie était en 1879-80 de $2^l,95$ par tête. Elle montait à $7^l,95$ en Écosse où il n'existait que 346 débits pour 10 000 habitants, et de $4^l,54$ en Irlande où la pro-portion des débits était la même qu'en Écosse (1).

Depuis, le nombre moyen des cabarets qui, en 1883, était de 1 pour 370 habitants, est tombé à 1 pour 430, c'est-à-dire a diminué de $1/7^e$. La consommation n'a fléchi que 5,4 pour 100, soit $1/18^e$, et encore cette di-minution pourrait-elle être mise à l'actif de la propa-gande antialcoolique privée, particulièrement énergique en ce pays (2).

En somme, l'accroissement du nombre des débits est plutôt un symptôme qu'une cause de l'alcoolisation à outrance des peuples civilisés ; un symptôme, il est vrai,

---

(1) M. G. Hartmann, après rectification des tableaux de Claude (des Vosges) est arrivé aux mêmes conclusions pour notre pays.
(2) Voy. p. 192.

qu'il ne faut pas négliger, dont il faut s'efforcer d'atténuer l'intensité, car il peut jouer à son tour un rôle étiologique.

D'ailleurs, les dispositions légales à prendre, pour diminuer le nombre des détaillants, ne sont pas des plus simples, ainsi que le fait remarquer Claude (des Vosges) et M. Cauderlier (*loc. cit.*, p. 118). La suppression pure et simple est impossible ; l'expropriation serait une source intarissable de litiges ; l'augmentation des licences resterait absolument inefficace, car les gros distillateurs paieraient les droits aux lieu et place du débitant, à charge pour lui de se fournir chez eux (Cauderlier).

A supposer qu'on obtînt chez nous sans trop de peine la diminution du nombre des débits, elle ne pourrait avoir d'effet sérieux qu'à condition « d'être « poussée à l'extrême, comme en Norvège(1) et en « Finlande, et surtout, d'être accompagnée d'autres « mesures législatives sur la fabrication et la consom « mation des spiritueux (Ladame) ».

4° *Suppression du privilège des bouilleurs de cru.* — On nomme bouilleurs de cru les propriétaires agricoles ou les fermiers qui distillent, ou sont censés distiller *pour leur usage personnel,* les vins, marcs et fruits provenant *exclusivement* de leur récolte. Les bouilleries se nommaient en Suisse « distilleries domestiques ».

Sous l'Empire, les bouilleurs de cru acquittaient un droit de licence de 10 francs (loi de 1806); mais ils n'étaient pas soumis, comme les bouilleurs de profession, à l' « inventaire » ordonné par la loi de 1804. C'était la liberté presque absolue.

Dans les lois et décrets de la Restauration, le droit

---

(1) En 1890, il y avait en Norvège 227 cabarets dans les villes et 29 dans les campagnes, soit 1 pour 7 812 habitants. En Suède, il y en avait 1 pour 4 713.

de licence demeura lettre morte, et, jusqu'en 1872, ce fut pour les bouilleurs la franchise sans restriction.

La loi du 2 août 1872 exempta les bouilleurs de la licence, ainsi que du droit général de consommation dans la limite de 40 litres par an. Elle ordonna encore qu'ils cesseraient d'être soumis aux visites et à la vérification de la Régie dès qu'ils n'avaient plus en compte que de l'alcool exempt ou libéré d'impôt.

Une loi du 21 mars 1874 réduisit l'immunité à 20 litres.

Cette législation nouvelle souleva, de la part des intéressés et de leurs amis, les plus vives protestations (Claude), si bien que, malgré les efforts de M. Léon Say, ministre des finances, et du Rapporteur de la Commission du buget, l'Assemblée nationale vota une loi (14 décembre 1875) ainsi conçue :

Article unique. — Les propriétaires et fermiers qui distillent les vins, marcs, cidres, prunes et cerises provenant exclusivement de leurs récoltes, sont dispensés de toute déclaration préalable et sont affranchis de l'exercice.

Les conséquences de cette loi, toujours en vigueur, furent l'extension de la fraude et la propagation de l'alcoolisme dans les milieux ruraux.

D'une part, en effet, « les bouilleurs, loin de se con-« tenter de brûler leurs propres récoltes, achètent des « fruits, quelquefois même des graines et des racines, « pour les brûler à l'abri de l'immunité accordée »... « Les produits obtenus sont en partie jetés clandesti-« nement, affranchis de tous droits dans la consomma-« tion, où ils font une redoutable concurrence aux « eaux-de-vie de commerce soumises à l'impôt » (Claude).

D'autre part, si l'on se reporte aux analyses que nous avons données, on constate que, grâce à la façon primitive dont elles sont fabriquées (alambics simples à feu nu), les eaux-de-vie des bouilleurs de cru l'emportent de beaucoup en impuretés (v. tableaux, p. 25) non seulement sur les eaux-de-vie des bouilleurs de profession, outillés à la moderne, mais encore sur les flegmes d'industrie.

Enfin, la production de ces spiritueux excède dans des proportions exagérées, même lorsqu'elle se conforme aux dispositions légales sur les matières premières, les « besoins » du bouilleur. Les 40 litres accordés par la loi de 1872 représentaient déjà pour une famille de quatre personnes, 5 litres d'alcool à 100° par tête et par an.

Le nombre des bouilleurs de cru, qui était de 277 865 en 1875, s'élevait en 1893 à 678 000, dont 450 000 ayant travaillé et ayant distillé 159 000 hectolitres. Ce dernier chiffre est fort au-dessous de la réalité, car on évalue la fraude annuelle à plus de 600 000 hectolitres.

La plupart des législateurs, dans les différents pays où sévit la « distillation domestique », n'ont cessé de réclamer la suppression des bouilleries privées ; les uns pour des raisons purement fiscales, les autres pour des raisons d'ordre à la fois fiscal et hygiénique.

La commission française extra-parlementaire de 1887 exigeait la « repasse » ou redistillation des flegmes (eaux-de-vie) de distillerie agricole. Elle réclamait aussi, d'une part, la surveillance de la fabrication, de la vente et de l'emploi des alambics ; d'autre part, l'abolition du privilège des bouilleurs de cru en ce qui concerne la surveillance, tout en leur laissant la franchise pour une quantité maxima de 10 litres d'alcool.

La suppression du privilège en question est une des armes les plus puissantes contre l'alcoolisme rural, bien moins parce qu'elle met obstacle à la consommation de produits réputés très toxiques (nous savons maintenant ce qu'on doit penser de ces impuretés qui ont si long-temps hypnotisé les hygiénistes), que parce qu'elle doit refréner la fabrication et l'usage sans limites de spiritueux à titre alcoolique élevé. Mais si l'on en juge d'après ce qui s'est passé en Suisse et la façon dont a été accueillie naguère une proposition de M. Rouvier à la Chambre, on peut prévoir que la lutte sera chaude : les intéressés sont légion ; la politique s'en mêlera, et, comme le dit un économiste, M. Moireau, « il y « en aura pour vingt séances avant que le calme se « rétablisse au Palais-Bourbon. »

5° Monopole de l'État. — L'État peut exercer le monopole selon trois modes distincts ou combinés entre eux : monopole de *vente*, monopole de *fabrication*, monopole de *rectification*. Le monopole de la vente directe fut proposé autrefois par M. de Bismarck. La vente des alcools devait être faite exclusivement par des agents de l'État. C'était près de 100,000 fonctionnaires nouveaux, à la dévotion du gouvernement. Ce système fut repoussé par le parlement allemand.

Les Chambres autrichiennes rejetèrent un projet analogue qui leur fut présenté.

Quant au monopole de fabrication, il n'est pas d'État, à notre connaissance, qui le pratique directement (1). En Suède seulement, la distillerie est concentrée dans un petit nombre d'usines, qui logent et nourrissent un contrôleur officiel payé par l'État et relevant d'un bureau spécial du département des finances.

Le monopole de l'épuration et de la vente est appliqué depuis 1896 par la Confédération helvétique. C'est ce qu'on a appelé le *système suisse* (2).

Le but visé par les promoteurs du système suisse était de provoquer une augmentation du prix des alcools de consommation, afin d'enrayer celle-ci, d'améliorer la qualité par une rectification soignée, et enfin, d'aider à la lutte contre l'alcoolisme en lui consacrant le 1/10 des recettes du monopole réparties entre tous les cantons, proportionnellement à leur population.

----

(1) V. système russe, p. 93.
(2) V. Rochat, Ladame, Sérieux, E.-W. Milliet. C. R. du Congrès de Bâle, 1896, p. 246.

Nous n'entrerons pas dans le détail de l'organisation du monopole suisse, et nous nous contenterons d'en présenter les grandes lignes :

a) Le droit de fabriquer et d'importer les spiritueux dont la fabrication est soumise à la législation fédérale appartient exclusivement à la Confédération.

b) La distillation du vin, des fruits à noyaux ou à pépins et de leurs déchets, des racines de gentiane, des baies de genièvre et d'autres matières analogues, est exceptée des prescriptions fédérales concernant la fabrication et l'impôt (art. 32 *bis* de la Constitution fédérale).

c) La Confédération est tenue de pourvoir à ce que les spiritueux destinés à être transformés en boissons soient suffisamment rectifiés.

d) L'État n'exerce pas lui-même son droit de fabrication, mais il le concède à des particuliers, à des sociétés.

e) Un quart à peu près de la consommation des spiritueux est fourni par l'industrie privée, par lots de 50 hectolitres au moins et de 1,000 hectolitres au plus, la préférence étant donnée aux distilleries mettant en œuvre des matières premières indigènes et à celles qu'exploitent des associations agricoles.

f) L'importation des spiritueux dits« de qualité supérieure » est permise aussi aux particuliers, aux conditions à fixer par le Conseil fédéral et moyennant une finance de monopole de 80 francs par quintal métrique, poids brut, en sus du droit d'entrée.

g) De son côté, la Confédération livrera les spiritueux en quantités de 150 litres au moins, contre paiement au comptant. Le prix de vente ne doit être ni inférieur à 120 francs ni supérieur à 150 francs par hectolitre d'alcool pur. Les ventes sont au comptant.

h) L'exportation a droit à un certain dégrèvement. L'alcool destiné à des usages industriels sera dénaturé par les magasins de la Confédération et livré au prix de revient.

i) Le colportage des spiritueux de tout genre, ainsi que leur débit et leur commerce en détail dans les distilleries et dans les établissements où ce débit ou cette vente en détail ne sont point en connexité naturelle avec la vente des autres articles de commerce, est interdit. Reste réservé le commerce en détail de l'alcool dénaturé.

j) Le 10 pour 100 des recettes du monopole est réparti entre les cantons proportionnellement à leur population, à condition de l'employer à la lutte contre l'alcoolisme.

Les cantons ont chacun en particulier le droit de soumettre par voie législative, aux restrictions exigées par le bien-être public, l'exercice du métier d'aubergiste et le commerce au détail des boissons spiritueuses.

Chaque canton, conformément aux prescriptions de loi, introduit dans sa législation particulière des dispositions restrictives, dans le détail desquelles nous ne pouvons entrer, et qui d'ailleurs relèvent de l'un ou l'autre des moyens restrictifs et prophylactiques dont nous avons traité antérieurement. Un d'entre eux (Bâleville) a organisé le monopole d'après le système de Gœteborg, qui sera exposé plus loin.

Le *dix pour cent* a été en général affecté, sur avis du Conseil fédéral, aux asiles pour ivrognes, maisons de corrections et de travail, asiles d'aliénés, établissements pour sourds-muets, aveugles et épileptiques, à l'assistance des enfants abandonnés, à l'alimentation des écoliers et aux colonies de vacances, aux sociétés de tempérance, aux détenus libérés sans travail, etc., etc.

Voyons quels résultats a donnés jusqu'ici le système suisse.

D'après l'administration de la Régie helvétique, la consommation des boissons alcooliques (soumises et non soumises au monopole) au titre de 50 pour 100, a descendu depuis le monopole de 7 l. 25 par tête (1885) à 5,7 (1889) : elle aurait donc diminué de 25 pour 100 environ.

M. L.-L. Rochat (La Lutte contre l'Alcoolisme en Suisse, 1895) soumet à une critique rigoureuse les chiffres produits par l'administration et leur refuse son satisfecit.

« La commission du Conseil national, dit-il, croyait « tirer du monopole un rendement de 12 à 13 millions, « chiffre abaissé à 8 820 000 lors de la discussion du « monopole devant les Chambres en 1886. Or, en 1890, « le bénéfice ne fut que de 6 306 668 francs ; puis il « tomba à 5 368 000 en 1893 et à 4 913 334 en 1894. » Donc, insuccès financier.

Cette diminution des recettes tient-elle à un ralentissement de la consommation ?

Doit-elle d'autre part être attribuée uniquement au monopole ou à d'autres causes ?

Les rapports du Conseil fédéral tracent comme il suit la marche de la consommation par tête depuis le monopole :

1882.	9^l,40
1885.	10 26
1888 (monopole).	5 50
1890.	6 27
1891.	6 32
1892.	6 39
1893.	6 37

Il y aurait ainsi une diminution de 40 pour 100, et un tel résultat serait à la gloire du monopole.

Mais il en va tout autrement, si l'on discute la valeur des chiffres qui précèdent.

D'abord, les évaluations antérieures au monopole semblent hypothétiques, car à leur époque tout contrôle de la distillation et de la fabrication indigènes était impossible. D'ailleurs, elles varient avec les auteurs. C'est ainsi qu'un premier rapport au Conseil fédéral s'arrête au chiffre de 7 l. 25 pour 1885 ; ce qui, en regard des 5,50 de l'année 1888, constitue une diminution de 25 pour 100 seulement.

Un 2ᵉ rapport (1889) maintient le chiffre précédent pour l'année 1885.

Un 3ᵉ rapport, obligé de constater une consommation de 6,27 pour l'année 1890 et une diminution réduite à 13 pour 100 s'il s'en tient aux 7,25 de l'année 1885, fixe, sans s'expliquer, la consommation pour cette même année à 10 l. 26. Il est permis de suspecter cette dernière évaluation, qui, du reste, paraît exagérée à la plupart des auteurs bien informés.

Quant aux chiffres concernant la consommation par tête, depuis le monopole, ils reposent sur deux bases d'inégale solidité. La première, qu'il faut tenir pour indiscutable, est constituée par le rendement des « alcools de monopole », dont la Régie tient un compte rigoureux. La seconde concerne la fabrication des boissons distillées non monopolisées (v. (*b*) p. 88) ainsi que la fraude, en particulier celle qui s'exerce à l'aide des alcools dénaturés. Elle paraît bien fragile.

Il n'existe en effet aucun moyen de contrôler la fabrication de l'alcool non monopolisé. Or, l'impression générale est que l'élévation du prix des alcools de monopole a rendu profitable la fabrication des spiritueux non monopolisés, et que cette fabrication a dû augmenter dans des proportions considérables. « On voit mainte-
« nant, dit L. Rochat, circuler dans les villages
« des contrées vinicoles, des machines à distiller qui
« s'établissent sur la place du village et auxquelles les
« plus petits vignerons peuvent apporter leurs marcs
« pour les faire distiller, alors qu'autrefois ils se bor-
« naient, après en avoir fait de la piquette, à s'en servir
« comme engrais. D'autre part, des industriels ont
« trouvé le moyen de revivifier, tant bien que mal, les
« alcools dénaturés par les soins de l'administration et
« les font entrer dans la confection des liqueurs à
« essences. De 1890 à 1893, la vente de l'alcool déna-
« turé a augmenté de 25 pour 100 ».

En résumé, s'il y a diminution certaine de la consommation des spiritueux depuis que le monopole fonctionne, cette diminution ne paraît pas dépasser 15 à 20 pour 100. Rappelons, à ce propos, que les boissons fermentées ont repris en Suisse le terrain abandonné par les spiritueux, de telle sorte que les statistiques (v. p. 71) nous montrent que la consommation *totale* en alcool à 100° de toutes provenances, a augmenté depuis le monopole.

Il y a concomitance entre la diminution de la consommation des spiritueux et l'application du monopole. Y a-t-il aussi relation de cause à effet? M. Rochat en doute, et nous sommes bien près de partager son opinion.

Le monopole n'a été instauré qu'après une lutte acharnée de quelques initiatives individuelles d'abord, et plus tard d'associations libres (la Société suisse d'utilité publique, entre autres), contre les cabaretiers, les bouilleurs, les représentants cantonaux et fédéraux. Cette activité de la propagande antialcoolique ne s'est pas ralentie après la loi de 1887 : elle s'est exercée dans les différents cantons à l'occasion de l'emploi du « dix pour cent » ; elle se continue dans le grand public à l'aide de brochures, conférences, etc., où sont prêchées la tempérance ou l'abstinence.

Il est permis de croire que, sans cette propagande privée, la consommation des alcools, et spécialement des alcools de monopole, représentés au public comme une *marchandise saine et franche de toute substance nuisible à la santé*, n'eût faibli que dans une proportion insignifiante — à supposer qu'elle n'eût pas poursuivi son mouvement ascensionnel, grâce au patronage de l'État et en dépit de la hausse des prix, dont les buveurs s'accommodent fort bien, ainsi que l'exemple des Anglais le prouve.

En rectifiant au maximum les alcools livrés à la consommation, la régie suisse s'attribue le droit de déclarer qu'elle livre au public une « marchandise parfaitement saine » et « franche de toute substance nuisible à la santé ». Nous ne voulons pas rechercher s'il y a dans cette déclaration ignorance ou simple boniment de marchand (pour ne pas dire plus), mais nous tenons à démontrer que la rectification n'est qu'un *leurre*, suivant l'expression de L. Rochat.

L'étude préalable que nous avons faite de la composition et de la toxicologie des alcools, nous permet de déclarer ici que les méfaits attribués aux impuretés des alcools d'industrie, qu'il s'agisse des *cœurs*, des *moyens goûts*, ou même du *fusel*, sont beaucoup plus hypothétiques que réels. Voici encore des chiffres, dont la lecture est à la portée des moins éclairés et dont la valeur démonstrative ne saurait être mise en doute par les plus sceptiques.

« On évalue, dit M. Guichard (*Industrie de la distil-* « *lation,* 1897, p. 347), que les impuretés des alcools sont « cinq fois plus dangereuses que l'alcool lui-même. Il « en résulte que, si un petit verre de liqueur contient « 0,242 de produits toxiques (comme c'est le cas de « l'absinthe par exemple), l'alcool équivalent serait « 0,242 × 5 = 1 210. Or un petit verre en contient « 15 centimètres cubes à peu près ; l'alcool d'un petit « verre de *n'importe quoi* est donc 15 fois plus dange- « reux que les essences qu'il contient ».

Le Dr Fritz Strassmann, déjà cité, dans un rapport relatif à la pureté des eaux-de-vie et à la quantité des impuretés qu'on y peut tolérer, prétend qu'avec une eau-de-vie contenant 15 pour 1 000 d'alcool amylique, l'intoxication n'est pas plus rapide qu'avec l'alcool pur (v. p. 62). Si donc on prend un verre de marc, qui renferme 1/500° ou 2 à 3 pour 1 000 d'alcool amylique, la différence entre l'effet physiologique de cette eau-de-vie réputée des plus dangereuses et celui de l'alcool éthylique, présenté comme boisson saine, sera inappréciable.

L'alcool éthylique demeure ainsi le facteur essentiel de l'intoxication.

Si la rectification obligatoire des alcools d'industrie, une des caractéristiques du système suisse, ne suffit pas à combler les vœux des hygiénistes, il s'en faut, d'autre part, qu'elle satisfasse le consommateur. En Suisse, par exemple, le public habitué à la saveur particulière du *schnaps* (eau-de-vie de pommes de terre des distilleries disparues), qui n'est autre que celle du fusel, s'est mis à assaillir de réclamations l'administration du monopole, qui lui livrait un alcool sans goût, trop pur. Il fallut lui donner satisfaction : « Afin, dit « le rapport de la régie pour 1887-88, de pouvoir faire « une concession aux préférences d'une certaine clien- « tèle, une partie de l'alcool brut de pommes de terre « produit dans le pays n'a pas été soumise à la rectifi- « cation, mais vendue sous forme d'alcool brut, con- « tenant un maximum d'impuretés de 1 à 1 et demi « pour 1 000 ». C'était là, pour la rectification, une sorte de faillite morale.

En France, ainsi que dans bien d'autres contrées, l'alcool n'est que rarement consommé à l'état brut. Il ne figure sur le comptoir du débitant ou sur la table des particuliers que sous les étiquettes de cognac, de kirsch, etc., etc. Avec le monopole, ces breuvages auraient toujours pour origine l'alcool d'industrie neutre additionné de sauces (eaux-de-vie de fantaisie) ou bien, seraient fournis par les bouilleurs (eaux-de-vie naturelles), puisque le monopole « genre suisse » tolère la distillerie des vins, marcs et fruits. Après comme avant le monopole, l'absinthe et les apéritifs divers demeureraient les boissons favorites d'une importante catégorie de buveurs. La quantité totale d'impuretés additionnelles ou naturelles absorbées avec les eaux-de-vie et liqueurs courantes, resterait donc sensiblement la même après qu'avant l'application de la panacée officielle.

Encore pour ces raisons, les prétentions hygiéniques du monopole selon la formule suisse ne sont pas justifiées, et cette institution n'a pour raison d'être que de vagues avantages fiscaux.

Pour en finir avec le monopole de rectification, nous rappellerons que si l'État est un excellent vérificateur, il est presque toujours un médiocre fabricant : l'alcool de monopole sera vraisemblablement d'une pureté toujours discutable. L'alcool suisse officiel est moins pur que nos alcools bon goût d'industrie (Guichard).

5° Système russe. — L'État russe s'est définitivement attribué en 1896 le monopole de la fabrication et de la vente de l'alcool et de l'eau-de-vie, et il l'applique progressivement dans les diverses provinces de l'empire. En adoptant cette mesure, l'État avait pour but, à l'en croire, 1° d'habituer la population à une consommation plus régulière de l'alcool, 2° d'améliorer la qualité, 3° de diminuer le nombre des débits, 4° de mettre le débit de l'alcool entre les mains de personnes d'un niveau moral suffisamment élevé.

En dehors de l'action directe de l'administration, les municipalités sont autorisées à prendre quelques mesures secondaires, dans le but de faciliter le fonctionnement du monopole et d'en accentuer les effets sociaux.

D'après la nouvelle loi russe, l'alcool et les eaux-de-vie doivent être vendus par les débitants de la régie, dans des bouteilles de différentes grandeurs portant le cachet de l'État. Le prix est marqué sur une étiquette collée aux bouteilles. Il est défendu de vendre à crédit. Il est interdit de boire, de manger et de déboucher les bouteilles dans les débits. L'acheteur ne doit séjourner dans le débit que le temps nécessaire pour faire son emplette. A Saint-Pétersbourg, les 25 000 débits existants ont été supprimés et remplacés par 5 000 débits d'État, répartis à distances égales dans la ville. Ce sont des jeunes filles, assistées d'un garçon de salle, qui dirigent ces établissements. Ces derniers sont ouverts de 7 heures à 11 heures les jours ouvrés et sont fermés pendant les offices religieux.

L'administration se loue, paraît-il, des effets moraux obtenus. Elle aurait sans doute plus de raisons d'applaudir aux résultats fiscaux qui sont, au fond, ceux dont elle se préoccupe le plus (v. Sachs. *Vérité sur le monopole de l'alcool* 1897. — V. Verhaeghe *loc. cit.* p. 80 et suiv.).

M. Borodine, l'éminent économiste russe, jugeait comme il suit, au dernier Congrès contre l'abus des boissons alcooliques (Paris. 1899), le monopole tel qu'il fonctionne chez lui :

1° Le système actuel de la vente de l'eau-de-vie a modifié le mode de sa consommation et provoqué des phénomènes regrettables d'un caractère public (consommation et ivrognerie dans la rue).

2° Depuis la mise en vigueur du monopole, l'ivrognerie à domicile a augmenté ; l'ivrognerie a passé du cabaret dans la famille.

3° La réforme du régime des boissons, ayant privé les communes rurales du revenu qu'elles tiraient des licences de débit, a augmenté par là les charges fiscales de la population et abaissé le niveau de l'instruction primaire.

4° La consommation de la bière et des vins russes a augmenté.

5° L'affirmation du ministère des finances, qu'en recourant au monopole il ne viserait pas une augmentation des recettes publiques, son désir principal étant de réprimer l'ivrognerie, est en contradiction avec les faits.

6° Systèmes français. — Ces systèmes, basés sur le monopole, portent les noms de leurs différents auteurs, MM. Alglave (1), Turquan (2), Loubet (3), Maujan et Guillemet (4).

---

(1) V. Claude (des Vosges). Annexe XII de son rapport, 1887, et *Revue générale internationale*, n° 1, 1896.

(2) Claude. Rapport, p. 288.

(3) Claude. *Ibid.*, p. 293.

(4) Rapport sur le monopole de rectification de l'alcool, n° 2212. Chambre des députés, 1897.

Le premier en date est celui de M. Alglave (1), professeur de science financière à la Faculté de droit de Paris. Il remonte à 1870. Il est donc bien antérieur aux projets allemand et suisse.

Ces systèmes ne résistent pas à l'analyse la plus superficielle ; et d'ailleurs, dès leur apparition, ils ont été l'objet de nombreuses critiques. Ce sont des mixtures de dispositions soi-disant hygiéniques et basées sur une science moins que rudimentaire, de considérations politiques déplorables (2) et de prétentions financières sans fondement solide. Nous ne nous attarderons pas à les discuter. Tous ont oublié que l' « État ne saurait sans « encourir le grave reproche, non pas seulement d'absur- « dité, mais d'hypocrisie, prétendre diminuer progres- « sivement la consommation des spiritueux, tout en « essayant d'en tirer le plus grand profit possible, tout « en faisant de la vente de ces produits une question « d'équilibre budgétaire. » (Sérieux et F. Mathieu. L'*Alcool,* 1896).

7° MONOPOLE DE SOCIÉTÉS (systèmes de Gœteborg et de Bergen).

a) *Système de Gœteborg.* — En Suède, jusqu'au milieu de ce siècle, chaque propriétaire foncier, petit ou grand, était doublé d'un distillateur ; de telle sorte que l'on comptait 173 000 distilleries agricoles pour 3 000 000 d'habitants et que l'on évaluait en 1830 la consommation annuelle par tête, en alcool absolu, à 23 litres. On conçoit que, dans ces conditions, le premier ouvrage classique sur l'alcoolisme ait eu pour auteur un Suédois (3) (Magnus Huss, 1837).

Le mal prit de telles proportions, que le gouvernement, sous la pression des classes éclairées, dut, en

---

(1) CLAUDE. Annexe XV.

(2) VAQUIER. Conférences sur l'alcoolisme, sept. 1897, in *Revue des maladies de la nutrition.*

(3) Le terme d'*alcoolisme* est aussi de Magnus Hüss.

1855, lui opposer une loi spéciale : une révolution faillit s'ensuivre.

La loi de 1855 supprimait les distilleries particulières et concentrait la fabrication de l'alcool dans un petit nombre d'établissements, logeant un contrôleur appointé par l'État et relevant du département des finances. Les distilleries contrôlées étaient au nombre de 300 en 1880.

En même temps, l'alcool vendu était frappé d'une forte taxe de 140 francs par hectolitre. De plus, afin de réduire le nombre des cabarets, on autorisa les communes à interdire sur leur territoire les ventes d'alcool inférieures à 40 litres, et à fixer une fois pour toutes le nombre des débits.

L'existence des établissements autorisés était assurée par une licence spéciale. Cette licence était mise en adjudication, mais seulement pour la forme, car les autorités ne la délivraient qu'aux postulants offrant le plus de garanties morales et seulement pour trois ans.

L'effet de cette loi fut immédiat : les propriétaires ruraux, dépossédés de la distillation libre à domicile, s'opposèrent à l'ouverture des débits dans leurs communes et refusèrent d'accorder des licences, si bien qu'en 1857 il n'y avait plus que 493 licences et qu'en 1880, le nombre des cabarets était tombé à 1 pour 13 450 habitants (1).

Dans les villes, où il existait un grand nombre de débits privilégiés, le principe des licences ne pouvait pas avoir la même efficacité. L'initiative privée intervint encore une fois pour obvier aux imperfections de la loi. En 1865, il se fonda à Gœteborg une société de citoyens notables qui demanda aux pouvoirs publics, et obtint, d'entreprendre l'exploitation des débits, non pas en vue de son propre bénéfice, mais dans le but de

---

(1) V. Ladame. *Loc. cit.*

combattre l'alcoolisme du peuple et le paupérisme, qui
en est le corollaire. Ce fut là le premier *bolag* ou
« société de l'octroi » (1). Elle a servi de modèle à celles
qui existent aujourd'hui en Suède, en Norvège, en
Finlande.

Le Bolag, usant du droit que venait de lui conférer
la municipalité, se rendit acquéreur de toutes les
licences de débit, et il posséda bientôt le monopole de
vente. Il réduisit alors le nombre des cabarets, qui
tomba de 61 à 19 en 1885 (pour Gœteborg), et régle-
menta ces établissements de la façon la plus draco-
nienne.

Le Bolag, ayant un but avant tout philanthropique,
ne retire des capitaux engagés qu'un intérêt égal à
celui des emprunts d'État, et il verse les bénéfices dans
les caisses communales, pour qu'ils soient employés à
des œuvres de bienfaisance, d'assistance, etc. De plus,
il s'efforce de restreindre la consommation des alcools
en élevant les prix, en refusant la vente aux mineurs
et aux ivrognes, en fermant les débits le samedi à partir
de 5 heures jusqu'au lundi matin, ainsi que les jours
fériés ; en n'acceptant aucun achat à crédit. En 1883,
il a créé des « cercles de lecture », où l'on ne débite
aucune boisson enivrante et où l'on trouve journaux et
objets de correspondance.

Ce système est en vigueur dans les deux principales
villes du royaume, Stockholm et Gœteborg, et il y a donné
les résultats suivants au point de vue de la consommation par tête et par an :

	1877-78	1888-89
Stockholm.	26 litres.	14 litres.
Gœteborg.	24 —	16 —

---

(1) D'autres Sociétés, poursuivant un but analogue, mais fondées sur des
bases un peu différentes, fonctionnaient depuis quelques années déjà à Falun
(1850) et à Jen Kœping (1852).

Il a été adopté en Finlande, où il a fait tomber la consommation annuelle de 2¹,5 (1881-86) à 1¹,3 (1887-88).

La législation suédoise offre toutefois matière à perfectionnements. Pour qu'elle atteignît son maximum d'effet, il faudrait que les bénéfices des bolags fussent laissés à sa disposition, et non à celle des communes, qui sont tentées de faire des virements de tout genre. Il faudrait encore que le commerce des boissons fermentées reçût une réglementation : on l'a si bien compris qu'il est question depuis plusieurs années, d'appliquer aux bières une taxe proportionnelle à leur degré alcoolique. Enfin, la latitude accordée par la loi d'acheter par quantités minimas de 40 litres laisse toute liberté au colportage dans les campagnes.

b) *Système de Bergen*. — La Norvège avait précédé la Suède dans la lutte contre l'alcoolisme. Dès 1840, elle avait supprimé les distilleries particulières, qui pullulaient chez elle comme en Suède, en rachetant aux distillateurs leurs alambics. La distillerie industrielle était frappée, d'autre part, d'un fort impôt et placée sous le contrôle de l'État. Elle était répartie entre un certain nombre d'établissements qui ne devaient fournir qu'une quantité déterminée d'alcool, ne fonctionner qu'à des époques fixes et ne livrer que de l'alcool à 38° aussi pur que possible. Les débits ruraux — peu nombreux (2 000) puisque l'alcool était surtout fabriqué à domicile, — étaient du même coup supprimés. Dans les villes, les débits nouveaux étaient soumis à l'autorisation préalable des municipalités et autorisés pour trois ans seulement. L'adjudication en était faite aux enchères.

Ces dispositions avaient déjà diminué de moitié la consommation des spiritueux, quand, sous la pression des sociétés de tempérance, le gouvernement introduisit le système de Gœteborg (loi du 3 mai 1871).

Le système de *Samlags* norvégiens est l'analogue des bolags suédois ; mais avec cette différence importante, que les bénéfices restent à la disposition des sociétés concessionnaires, au lieu d'être versés aux caisses communales.

Il a réduit le nombre des débits à 29 dans les campagnes et à 275 dans les villes (non compris les débits de bières et de vins); il a fait descendre la consommation de 8 litres à 100° (1830) à 1',8 (1891).

Toutefois, depuis 1886, l'ivresse a légèrement progressé, pour les causes que nous avons exposées à propos de la loi suédoise.

Le système suédo-norvégien, que l'Angleterre appliquera peut-être un jour prochain, constitue, du moins pour les pays du Nord, une digue solide contre l'alcoolisme.

8° *Prohibition nationale ou locale* (système américain).

L'initiative de ce système appartient au général J. Appleton, qui, comme président d'un comité législatif chargé d'examiner une pétition sur la loi des licences dans l'État du Maine (1837), fit un rapport dans le sens de la prohibition totale. Ce fut seulement après une longue agitation politique et un travail infatigable de propagande, que la prohibition fut introduite dans cet État, par la loi du 2 juin 1851, dite *loi du Maine*. Depuis, afin de perpétuer la nouvelle législation, on l'incorpora à la Constitution de l'État. L'exemple du Maine a été suivi par 7 États; le New-Hampshire, le Vermont, l'Iowa, le Kansas, le South et le North Dakota. Ces trois derniers ont inscrit la loi prohibitive dans leur Constitution.

A l'heure actuelle, les principales dispositions du système du Maine ou de la prohibition totale par *referendum*, sont les suivants, d'après M. Cauderlier :

Défense absolue de fabriquer et de vendre aucune espèce de boissons *distillées* ou *fermentées,* sous peine de mille dollars d'amende et de 2 mois de prison pour le fabricant, de trente dollars d'amende et d'un mois de prison pour le négociant. Les pharmaciens ont seuls le droit de délivrer de l'alcool et seulement sur prescription du médecin. La vente de l'alcool pour les besoins scientifiques se fait sous la surveillance de fonctionnaires officiels, salariés et responsables vis-à-vis de l'État.

L'alcool industriel ne peut circuler qu'après dénaturation. L'importation est autorisée aux particuliers, la législation de l'Union comportant la liberté du transit entre États.

L'ivresse est punie d'une amende de dix dollars et de trente jours de prison. Il y a remise de la peine pour le délinquant s'il dénonce le débitant clandestin qui lui a vendu à boire. Lorsqu'un homme ivre a lésé dans leur personne, leurs biens ou de toute autre manière, sa femme, ses enfants ou ses parents, ceux-ci ont le droit de poursuivre en dommages-intérêts ceux qui ont encouragé le délinquant à boire, ainsi que le propriétaire de la maison où l'ivresse s'est produite.

La prohibition *locale* est en vigueur dans seize États de l'Union. Comme son nom l'indique, cette forme de prohibition n'est appliquée qu'aux subdivisions territoriales, comtés et communes, chacune de ces subdivisions ayant le droit d'adopter ou non, après referendum, la prohibition totale sur son territoire.

Comme on l'a vu précédemment, la Suède emploie la prohibition locale pour les boissons distillées; la Norvège et la Finlande, pour toutes les boissons alcooliques.

L'idée de la prohibition locale, acheminement vers la prohibition nationale, a fait de grands progrès en Angleterre, où elle fut soutenue par Gladstone sous le nom d'*option* locale. Elle est défendue par une puissante société, *The united kingdom alliance for the legislative suppression of the liquor traffic*, fondée en 1853. Son champion au Parlement a été l'infatigable sir Wilfrid Lawson, qui, de 1864 à 1879, chaque année, présenta toujours sans découragement et toujours aussi sans succès, un bill de prohibition. Elle a été reprise par sir William Harcourt, dans son bill du *veto local*.

L'option locale a été la cause d'une vive agitation politique et, comme en Amérique, est devenue une plate-forme électorale. Le premier pas dans la voie de la prohibition a été fait en Angleterre à l'occasion du procès « Sharp contre Wakefield ». Dans ce pays, les concessions de débit ne valent que pour un an, et le pouvoir de les renouveler appartient à des magistrats spéciaux, lesquels, de tout temps, laissaient les licences se renouveler tacitement. La tenancière d'un cabaret de village, Susannah Sharp, s'étant vu refuser le renouvellement de sa licence par un magistrat acquis à la cause de la prohibition, lui intenta un procès qu'elle perdit devant toutes les juridictions du Royaume-Uni (1891), malgré l'appui du puissant parti des « liquors lords (1) ».

En Hollande, le débit au détail, des boissons spiritueuses est soumis à l'autorisation préalable des autorités communales ; mais il y existe encore de nombreuses licences à vie.

L'option locale a été adoptée par la Nouvelle-Zélande et elle a triomphé dans la votation populaire (femmes comprises) du 29 septembre 1898, par 20 000 voix de majorité.

Le système de la prohibition est évidemment, en théorie du moins, des plus aptes à satisfaire aux desiderata de l'hygiène et de la morale. Quant à l'exacte estimation des résultats qu'il a produits aux États-Unis, le seul pays qui en ait fait une expérience suffisamment étendue et prolongée, elle nous semble impossible.

---

(1) Sur les 104 000 licences existant en Angleterre, 4 à 5 000 seulement sont détenues par des cabaretiers indépendants, à cause de leur prix élevé. Toutes les autres sont accordées à de simples représentants de grandes entreprises de brasserie et de distillerie. Des ducs, des comtes, des lords, voire des membres du clergé, sont aussi propriétaires de débits. Il en est de même en Allemagne et en Autriche, où des têtes couronnées exercent la profession de distillateur.

L'Union américaine est, on le sait, la terre classique de l'outrance et des statistiques fantaisistes ; aussi ne doit-on pas s'étonner que les prohibitionnistes aient trouvé le moyen de prouver que l'ivrognerie, avec son cortège de maux physiques et moraux, est particulièrement florissante dans les pays à prohibition. Un fait, en tout cas, n'a pas été contesté, c'est que les « permis fédéraux » délivrés aux pharmaciens et pseudo-pharmaciens, ont servi à couvrir des débits clandestins, lesquels, dans certaines villes prohibitionnistes, sont proportionnellement plus nombreux que les débits à licence des États non prohibitionnistes. Et puis, dans un pays en proie à la prévarication, il faut faire entrer en ligne de compte les « négligences » des autorités. « A Portland, la capitale même du Maine, Neal Dow, « l'instaurateur de la prohibition, a avoué à des Anglais « qui faisaient une enquête sur les résultats de la pro- « hibition, que l'on a constaté des irrégularités déplo- « rables sous le régime d'un bourgmestre qui fermait « les yeux. » (Ladame.)

Enfin, l'on a vu des villes entières se soulever au cri de « à bas la loi contre les spiritueux », bloquer la police et le gouverneur, avec l'appui de la milice.

Quant à l'option locale, en particulier, on peut lui reprocher d'être, à cause de son caractère facultatif, à la merci des variations de la majorité; de n'avoir pas l'immuabilité des lois constitutionnelles.

En définitive, il faut s'étonner qu'un pareil système ait pu être inventé et adopté chez un peuple aussi ennemi que le peuple américain, de toute entrave à ses libertés ou même aux licences qu'il s'arroge. Il semble mieux convenir aux froides et raisonnables populations du nord de l'Europe et peut-être aussi aux pays de l'Europe centrale, qu'une centralisation multiséculaire a assouplis et assagis, pays où la loi est presque toujours respectée lorsqu'elle frappe d'en haut, impérative et souveraine (E. Jottrand).

On doit toutefois reconnaître que la prohibition, cet idéal des *teetotalers,* n'a que peu de chances de succès dans nos contrées, où, par tempérament, l'on penche vers les solutions moyennes ; où, d'autre part, la culture de la vigne et des pomacées est un élément primordial de la richesse nationale. Est-il même à désirer qu'elle y prenne racine ? Des hygiénistes très informés répondent négativement et taxent d'exagération les vues de certains partisans de l'abstinence totale (v. Jaquet, *l'Alcoolisme,* p. 21-22).

Le plus que l'on puisse demander et obtenir chez nous, comme chez nos voisins immédiats, ce serait l'option locale pour les liqueurs et eaux-de-vie, et seulement après avoir préparé l'opinion publique par une vigoureuse campagne contre l'alcool (Antheaume).

§ IV. — INITIATIVE PRIVÉE

L'État, armé de la loi, peut beaucoup contre l'alcoolisme ; mais il faut constater que jusqu'ici les gouvernements n'ont pris part à la lutte que sous la pression de l'opinion publique, représentée le plus souvent par les sociétés de tempérance.

L'initiative privée est donc à la base même de la prophylaxie anti-alcoolique : c'est à elle que l'on est redevable des premiers succès enregistrés ; c'est d'elle aussi que dépend le triomphe définitif et durable de la cause anti-alcoolique.

Elle s'exerce de multiples façons, et, avant tout, par l'intermédiaire des sociétés de tempérance et d'abstinence.

a) *Sociétés de tempérance et d'abstinence.* — Elles ont vu le jour aux États-Unis dans les premières années de ce siècle. En 1835, l'Union américaine possédait déjà 8 000 de ces sociétés avec 2 000 000 d'adhérents. En Angleterre, elles comptent 4 000 000 de membres ; en

Suède, 300000. Il en existe encore et de puissantes, en Norvège, en Finlande, etc.

Les sociétés anti-alcooliques sont fondées, les unes sur le principe de la tempérance (usage modéré des boissons alcooliques de toute espèce) ; les autres, sur celui de l'abstinence restreinte (abstinence de boissons distillées) ; enfin, le plus grand nombre sont basées sur l'abstinence totale ou *teetotalisme*.

Leur propagande se fait à l'aide de réunions, de conférences, de congrès, de journaux et brochures, etc.

Les sociétés ont, dans maintes régions (États-Unis, Angleterre, Suisse, pays scandinaves), fait entendre leurs desiderata jusque dans les Parlements, par l'organe de députés et de ministres affiliés.

La plupart sont laïques ; mais il en est de religieuses, comme la Croix-Bleue, qui rayonne sur tout le nord de l'Europe et les États-Unis.

Chez nous, elles sont à leur aurore. La plus puissante est la *Société française contre l'usage des boissons distillées,* qui a réalisé en France la fédération de toutes les sociétés fondées sur le même principe (Union française anti-alcoolique).

Depuis longtemps et partout, on met en parallèle les sociétés d'abstinence totale et celles de tempérance ou d'abstinence restreinte. Il faut reconnaître que, au moins dans les contrées non vinicoles, les premières ont montré une supériorité écrasante. En France l'avenir sembe appartenir aux sociétés de tempérance qui ne prohibent que les boissons distillées. Pour qu'il en fût autrement, il faudrait qu'un nouveau Domitien vînt arracher du sol toutes les vignes et tous les pommiers.

Notons qu'en France, les allures confessionnelles gardées par la propagande jusqu'en ces derniers temps, en ont retardé l'essor. Les rares sociétés vraiment laïques n'avaient fait que végéter dans une indolente expectative.

b) *Protection et éducation de l'enfance.* — La cause

la plus commune des abandons d'enfants est, de l'avis général, l'alcoolisme des parents. D'autre part, les enfants d'alcooliques, du fait de l'hérédité qui pèse sur eux, ont dès le jeune âge une tendance instinctive à se livrer aux excès de boissons. Point n'est besoin de répéter qu'ils fournissent un fort contingent de malformés, de dégénérés, de débiles, de nains, d'épileptiques, d'imbéciles, d'idiots, de criminels-nés.

En conséquence, il importe non seulement de recueillir ces enfants, mais encore de les soustraire, par une éducation spéciale, aux fatalités héréditaires qui les poursuivent.

On y parviendra en les élevant dans l'abstinence totale. On veillera à leur placement dans des institutions ou dans des familles où l'on pratique l'abstinence.

Ce n'est pas tout : il serait nécessaire d'enlever aux ivrognes avérés, après enquête judiciaire et médicale, la tutelle de leurs enfants, lorsque le divorce n'est pas applicable pour une raison ou pour une autre.

L'initiative privée a créé dans les pays anglo-saxons de nombreuses sociétés ou cercles d'enfants, dans lesquels règne l'abstinence totale : ce sont les célèbres *Bands of hope* (Ligues de l'Espoir). Les enfants sont enrôlés dès l'âge de 7 ans. Il y a une réunion par semaine, le soir, vers 7 heures.

Les ligues enfantines ont été condamnées au congrès de Christiania par l'instituteur danois C. Wagner, qui préconise l'enseignement anti-alcoolique *scolaire*. Jusqu'à ce jour, il n'y a que les États-Unis, quelques colonies anglaises et les pays scandinaves, qui aient assuré, par des mesures législatives, le bon fonctionnement de cet enseignement dans les écoles primaires.

Le premier État de l'Union américaine qui organisa l'enseignement anti-alcoolique est le Vermont (1882). Actuellement, 40 États sur 44 ont inscrit dans leur législation le principe de l'enseignement obligatoire de la tempérance dans les écoles (V. J. Denis. Congrès de Bruxelles 1897, p. 40) ; de telle sorte que 16 millions d'enfants le reçoivent dans les écoles américaines. Dans 35 États, les maîtres doivent passer un examen satisfaisant sur la question de l'alcoolisme. Dans 36, l'enseignement anti-alcoolique est de rigueur pour *tous les élèves* et dans *toutes les écoles* sans distinction.

Il en est de même au Canada, en Suède (4 novembre 1892) et en Norwège (loi du 9 mai 1896).

En Belgique, sur l'initiative de l'inspecteur principal J. Robyns (1887), de nombreuses sociétés scolaires de tempérance se sont fondées (province du Luxembourg).

Des ministres (de Burlet et Le Jeune) (1) font tous leurs efforts pour étendre à tout le pays le système des lignes scolaires. L'engagement demandé aux élèves comporte l'abstinence de boissons distillées et l'usage modéré du vin et de la bière.

En France, en Allemagne, en Suisse, on en est encore aux tâtonnements dans cette voie ; mais tout fait prévoir que l'on va entrer dans la période active.

c) *Propagande dans l'armée.* — Un officier écrivait récemment au Dʳ Legrain, président de la Société française contre l'usage des boissons spiritueuses : « Dans « nos régiments bretons, l'alcoolisme est une véritable « plaie, et les neuf dixièmes des punitions de prison « frappent des ivrognes. Et pourtant nous prêchons la « tempérance dans notre sphère. Les résultats ne sont « pas fameux. Les hommes nous arrivent déjà trop cor- « rompus pour nous entendre ». Un médecin-major disait encore au Dʳ Legrain, que, dans un canton des Côtes-du-Nord, il avait été obligé d'interrompre les

---

(1) M. Le Jeune dit excellemment : « Les questions sociales dont la solution inquiète notre époque, nous enveloppent ; vous ne réussirez pas à les résoudre avant d'avoir vaincu l'alcoolisme. » C'est encore l'avis de E. Vandervelde (Congrès international, 1899).

opérations du conseil de revision pour faire remarquer l'infime proportion (un cinquième à peine) des jeunes gens propres au service. Les autres étaient des ivrognes ou des fils d'ivrognes. Ces observations, auxquelles nous pourrions en ajouter de personnelles, prouvent que l'on exagère en mettant entièrement l'extension de l'alcoolisme sur le compte du service obligatoire. Il y a d'ailleurs, au régiment, une sanction pour les faits d'intempérance, alors qu'il n'en existe pas ou à peine, à l'usine, à l'atelier, dans les écoles secondaires ou supérieures. Il faut avouer pourtant que, malgré une réaction commençante, l'abus des liqueurs distillées sévit dans les cadres à presque tous les degrés de la hiérarchie. D'autre part, on ne saurait nier que les recrues relativement sobres fournies par les régions vinicoles et les départements montagneux, prennent souvent à l'armée le goût des liqueurs fortes.

La discipline militaire constitue cependant un moyen d'une efficacité sans pareille, d'imposer la sobriété aux buveurs et de préserver les non contaminés. Mais pour qu'elle donnât tout son effet, il faudrait que les chefs de corps se sentissent soutenus par le haut commandement, qu'ils ne fussent pas paralysés par le pouvoir civil, esclave d'une représentation nationale que producteurs et débitants de boissons tiennent dans leurs mains (1).

Pour notre part, nous souscrivons aux mesures prises contre l'alcoolisme dans l'armée néerlandaise par le ministre de la guerre des Pays-Bas (v. Jaquet, *loc. cit.*, p. 37) et qui pourraient servir d'exemple à bien d'autres pays. Les cantiniers ont été supprimés et ce sont les soldats eux-mêmes qui gèrent sous la surveillance de leurs chefs les débits de casernes. La vente n'est permise qu'à certaines heures et seulement au comptant.

---

(1) V. Loiseau, *lot. cit.*

Les chefs de corps sont autorisés à interdire l'usage des boissons distillées dans les cantines. Les hommes ivres sont sévèrement punis ; il leur est en outre défendu de porter le sabre pendant trois mois et ils ne peuvent se coiffer que du bonnet de police. Tout congé leur est refusé. Mêmes défenses pour les sous-officiers qui, de plus, peuvent être cassés.

Nos officiers généraux commencent d'ailleurs à s'émouvoir. Au mois de janvier dernier, le général Cornullier de Lucinière, commandant la 11ᵉ division (Nancy), a transmis à ses généraux de brigade l'ordre suivant, qui est dans son laconisme l'expression adéquate du système à préconiser : « Il est désormais « interdit, de la façon la plus formelle, aux cantiniers « régimentaires, de vendre tout alcool, tels qu'eaux-de- « vie, absinthe, etc. » (1).

d) *Amélioration des salaires, du logement, de la nourriture.* — De nombreux sociologues ont voulu établir une corrélation étroite entre la misère et l'alcoolisme, celui-ci devenant fonction de celle-là. Or, d'autres auteurs bien informés (Cauderlier, *loc. cit.* ; Brunon, *loc. cit.* ; Commission d'enquête de la Chambre des lords, 1879, etc.) s'élèvent contre cette hypothèse. Que le manque de travail, les charges de famille exagérées, poussent l'ouvrier des villes au cabaret, cela se peut ; cela existe. Mais ce que l'on voit surtout, actuellement, c'est l'ouvrier intempérant et, par conséquent, irrégulier dans son travail, tomber dans la misère, qui, à son tour, le confinera au cabaret. Ce que l'on voit encore un peu partout, c'est le progrès de l'alcoolisation coïncider avec l'amélioration des salaires. Ce que l'on constate enfin c'est que maintes populations européennes vivant dans

---

(1) Le 3 mai de cette année, le général de Gallifet, ministre de la guerre, a interdit la vente des boissons distillées dans toutes les cantines de l'armée française.

l'état le plus misérable font preuve d'une sobriété relative.

Que le travailleur soit rétribué d'une manière plus équitable, c'est là notre vœu le plus ardent ; mais nous pensons que l'influence d'une telle réforme, sur l'hygiène alimentaire des classes laborieuses, sera toujours discutable si l'on néglige d'améliorer parallèlement leur moralité.

On a dit encore qu'une demeure étroite, mal aérée, misérable, portait le travailleur vers le cabaret, et le *Message du Conseil fédéral suisse* (nov. 1894) cite ce passage d'une lettre d'un ouvrier londonien. « La plu-
« part des ouvriers ont un intérieur trop peu agréable
« pour qu'il puisse servir à passer quelques heures en
« compagnie d'un ami. Ce n'est trop souvent qu'une
« seule petite chambre située dans une maison mal-
« propre, sordidement meublée, sans aucun confort,
« remplie de cris d'enfants... Une citée ouvrière avec
« des logements agréables, commodes, salubres, vaut
« tout autant que dix mille beaux discours et qu'un
« million d'attestations concernant les effets désastreux
« de l'alcool. »

Ces assertions sont vraies dans une certaine mesure ; mais on peut leur objecter que l'impossibilité où se trouvent maints travailleurs de posséder un intérieur propre et suffisamment spacieux, tient souvent à leur imprévoyance et précisément à leurs excès ruineux en boissons, en tabac, etc. On peut leur opposer (v. Cauderlier, *loc. cit.*) l'exemple des campagnes suisses et flamandes, où l'ouvrier des champs est propriétaire de sa maison, où les ménagères sont des modèles de zèle et de propreté et où sévit pourtant l'alcoolisme le plus effréné. N'avons-nous pas chez nous cet autre exemple des riches départements agricoles du nord-ouest, dont la consommation alcoolique dépasse celle des grandes cités manufacturières (v. E. Vandervelde, *loc. cit.*)

Quant à la mauvaise préparation et à la qualité inférieure de la nourriture que l'on a encore incriminées, elles n'entrent que pour bien peu de chose dans la tendance croissante du peuple à abuser des boissons alcooliques. Une preuve : La population de Paris est peut-être celle qui se nourrit le mieux au monde ; sa consommation en viande, poissons, œufs, par tête d'habitant, n'a fait qu'augmenter depuis le milieu du siècle. Or, au cours des trois dernières décades, sa consommation en alcool a doublé (Verhaeghe). Que, dans maints ménages ouvriers, la cuisine manque de raffinements et fasse préférer le marchand de vins-restaurateur à la table familiale, cela n'est qu'une marque, entre bien d'autres, de cette sorte d'épicurisme malsain qui porte le prolétaire, abusé sur ses mérites, à jouir avant d'avoir acquis.

Quoi qu'il en soit, on ne peut que souhaiter, dans l'intérêt de l'éducation anti-alcoolique, voir l'habitation ouvrière s'assainir de toutes façons, les ménagères mieux comprendre leur rôle et mieux instruire leurs filles, et surtout se fonder dans les centres ouvriers des cantines économiques, des cuisines populaires, fournissant à bon compte aux travailleurs, sans perte de temps, des mets sains et variés.

e) Rôle du médecin. — L'agitation antialcoolique est l'œuvre des médecins. Le médecin, que l'on a appelé « le prêtre de l'avenir », se doit à lui-même de la propager et de la mener au succès définitif. Les membres de la corporation médicale n'ont pourtant pas toujours compris leur rôle de la bonne façon : indifférence, idées fausses, découragement! Les hygiénistes ont gardé le souvenir de l'enquête sénatoriale de 1886 auprès des médecins d'asiles. Tous, sauf un peut-être, ont plaidé l'*innocuité* des eaux-de-vie naturelles, des eaux-de-vie de bouilleurs, les eaux de vie de marc et de cidre en particulier.

Nous ne nous appesantirons pas sur les cas d'alcoolisme par prescription de médecin, fréquents surtout en Angleterre (méthode Twedie et Todd) jusqu'en ces dernières années. Nous nous contenterons de condamner l'emploi inconsidéré de l'alcool (cognac, vins toniques, bières fortes, champagne, etc.) comme agent thérapeutique, emploi qui, entre autres conséquences fâcheuses, ne peut que fortifier les préjugés du public sur l'action tonique de l'alcool. « L'indication de l'alcool « comme tonique, dit le Dr Manquat, ne me paraît ni « démontrée, ni probable. Cette notion est importante à « préciser, au point de vue de l'alcool dans les maladies « infectieuses, parce que c'est précisément dans celles- « ci que le protoplasma subit le plus d'attaques de « la part des substances toxiques anormalement pro- « duites. »

Comme hypothermisant, il est de médiocre valeur et bien inférieur aux médications pharmaceutiques ou physiques que chacun connaît.

Ajoutons qu'il existe en Angleterre, en Amérique et en Suisse, des hôpitaux d'où l'alcool est absolument proscrit.

Quant au rôle du médecin, nous ne saurions mieux le définir qu'en empruntant au Dr Romiée (de Liège) ce passage de sa communication au Congrès anti-alcoolique de Bruxelles (1897).

« Le corps médical tout entier a le devoir de faire « saisir à nos gouvernants qu'il existe dans le pays une « peste plus intense et plus meurtrière que celles qui « les émeuvent... Il doit les conduire à prendre des « mesures sévères, radicales, pour mettre un frein à ce « mal toujours plus étendu ; il aura à les instruire, pour « que ceux qui sont à la tête d'un pays, ne soient plus « guidés exclusivement par cette considération que la « production de l'alcool fait couler des millions dans la « caisse gouvernementale ; il finira par les amener à se « rendre compte que cet or est acquis par le sacrifice « de milliers d'existences, par des misères et des catas- « trophes sans nombre et *qu'il sort du reste du Trésor en* « *grande partie pour solder les dépenses occasionnées par*

« *les alcooliques aliénés et criminels*, etc... En résumé le
« médecin doit être le protagoniste dans la lutte contre
« l'alcoolisme. »

Souhaitons, pour le bien de notre corporation encore
si mal appréciée, que l'on comprenne un jour la gran-
deur de cette tâche qui oblige le praticien, dont les
maux physiques sont la raison d'être, à sacrifier ses
intérêts les plus immédiats au salut de la multitude
inconsciente et ingrate !

CONCLUSIONS

Les moyens d'ordre législatif ou d'ordre privé que nous venons d'énumérer et d'analyser ne sont pas de valeur égale. Les meilleurs, c'est-à-dire ceux qui joignent à la plus grande facilité d'application l'effet le plus étendu, ne sont pas d'une efficacité absolue, car il n'est pas de panacée aux maux de l'alcoolisme.

A la multiplicité, à la variété des modes d'alcoolisation et des méfaits de l'alcoolisme, c'est un *système* prophylactique, à la fois complexe et cohérent, qu'il convient d'opposer.

Il est évident qu'il faut bannir de ce système les dispositions trop théoriques, celles qui risquent de se heurter à des droits indéfectibles et celles aussi qui font table rase, sans ménager la transition, de vastes intérêts matériels, actuellement vitaux pour certains pays.

Celui que nous nous permettrons de présenter, et que nous a inspiré l'examen critique de ses devanciers, nous semble tenir compte de ces indications.

Législation spéciale. — L'intervention de l'État est légitime et nécessaire dans l'espèce, comme elle l'est contre tous les grands fléaux (peste, choléra, etc.) ; mais il est bien entendu que dans la réalité elle doit être, sous peine de résistances, de conflits, de retards et partant d'impuissance, non seulement fortifiée, mais encore préparée par l'action privée, individuelle ou collective.

Nous avons d'ailleurs suffisamment démontré que

partout où les lois anti-alcooliques avaient produit des résultats rapides et définitifs, elles avaient été précédées et soutenues par la propagande privée.

1° Tout alcool, de distillerie industrielle ou de bouillerie, sera frappé d'un droit de fabrication (accise), non exclusif des droits d'octroi, qui ne pourra être inférieur à 200 francs par hectolitre à 100 degrés (voir tableau des impositions par pays, p. 205).

Des dispositions spéciales seront prises pour exonérer l'alcool destiné aux usages industriels.

Toute boisson fermentée d'un titre alcoolique supérieur à 2 pour 100 devra acquitter un droit de consommation proportionnel à la quantité d'alcool qu'elle renferme.

Seront fortement dégrevées les matières premières des boissons vraiment hygiéniques : café, cacao, thé.

La totalité des sommes ainsi perçues sera aussi exclusivement que possible affectée à des œuvres d'assistance. Par ce moyen, qu'applique timidement le système suisse (emploi du dixième) et que préconisait le projet Guillemet (emploi du cinquième), l'État ne pourra plus être accusé de ne taxer l'alcool que pour en vivre, et il lui sera dès lors possible de prétendre au titre de gardien de la morale et de la santé publiques, titre qu'il usurpait jusqu'ici.

Les ressources venant de l'alcool seront employées à réparer et à prévenir les méfaits de ce même alcool.

En tête des modes d'emploi des revenus en question, se placerait le rachat des licences de débits (voir plus loin), la fondation d'établissements spéciaux pour alcooliques, des subventions aux sociétés de tempérance, des indemnités ou primes aux agriculteurs qui s'engageraient à substituer la culture des plantes utiles à celles de la vigne.

La taxation des alcools et boissons alcooliques pourrait recevoir d'ailleurs pour première base l'évaluation approximative de ces diverses charges, en y adjoignant

16.

le déficit dû au dégrèvement des boissons réellement hygiéniques et aux virements effectués.

2° Le privilège des bouilleurs de cru serait supprimé.

Toutefois, afin de donner moins de prise à la fraude, on concéderait la franchise pour un maximum de cinq litres d'alcool à 100° par ménage.

3° Le nombre des débits serait restreint et limité, soit par rachat, soit par extinction d'un certain nombre de licences, comme en Hollande.

En même temps, il faudrait relever les droits de licence, qui varieraient de 500 à 1 000 francs pour les distillateurs, rectificateurs, marchands en gros, et de 100 à 1 500 francs pour les débitants, suivant l'importance du loyer (voir : loi anglaise, p. 232). D'autre part, afin que le commerce de gros ne pût se substituer aux détaillants, comme cela s'est fait en Angleterre, tout possesseur d'une licence devrait tenir *lui-même* son débit.

L'élévation du taux des licences serait amplement justifiée par la diminution de la concurrence.

Il conviendrait encore, dans le même but restrictif, d'adopter le principe de l'option locale que l'on applique couramment pour les travaux d'édilité, l'installation des usines, etc., la loi ne fixant au nombre des débits qu'une limite maxima que les électeurs pourraient abaisser au gré de leurs convenances.

Seraient soumis aux taxes des débitants, les charbonniers, épiciers, etc., tenant comptoir ou vendant à emporter; les restaurateurs vendant des boissons distillées.

4° Dans les grandes villes, les débits devraient fermer à onze heures, sauf ceux qui sont situés à proximité des théâtres et des gares. Dans les petites villes et bourgades, la vente cesserait en hiver, neuf heures, en été, six heures avant le lever du jour. Défense de servir à boire aux jeunes gens n'ayant pas dix-huit ans et aux gens ivres. Dans les débits de tout ordre, la hauteur des plafonds devrait être suffisante pour assurer aux consommateurs un cube d'air convenable, et la ventilation devrait s'opérer largement, à l'aide d'un des multiples procédés connus.

5° Le débit de boissons spiritueuses serait interdit dans les édifices publics, les casernes, les arsenaux, les ateliers de chemins de fer, etc.

6° Interdiction d'afficher et de publier des réclames pour liqueurs, au moins dans la forme fallacieuse où elles sont conçues actuellement.

Législation civile. — Tout buveur d'habitude doit être interné d'office dans un établissement spécial (traitement de douceur) dès qu'il est démontré que son intempérance ne lui permet plus de subvenir à ses besoins et à ceux de sa famille ou qu'elle crée un danger soit pour le buveur lui-même, soit pour son entourage. L'internement sera précédé d'une enquête judiciaire relevant les faits matériels (séjours fréquents ou prolongés au cabaret, scandale, etc., etc.) et d'une expertise médicale. Durant l'internement, qui devra être *suffisamment prolongé,* le buveur sera frappé d'incapacité et déchu de la puissance paternelle. La récidive autorisera le juge à prolonger dans les périodes de liberté cette incapacité et cette déchéance.

Lorsque l'internement aura été appliqué plus de trois fois il deviendra nécessaire de placer le buveur dans un établissement pour alcooliques incurables, mais après expertise médico-légale contradictoire.

A sa sortie, le buveur guéri sera affilié à une société de tempérance (ou mieux d'*abstinence*). S'il est sans ressources on le remettra aux mains d'une société de patronage.

En matière de divorce, l'ivrognerie sera assimilée à l'inconduite habituelle.

Prophylaxie extra-légale (administrative et privée). —

1° En dehors de l'enseignement anti-alcoolique dans les écoles, qui est du ressort de la législation spéciale, les inspecteurs provoqueraient la formation de ligues scolaires de tempérance (abstinence des spiritueux; usage modéré des boissons fermentées).

2° Subvention des départements ou des municipalités aux sociétés de tempérance. Recrutement des employés d'État parmi les membres des sociétés de tempérance ; obligation pour les compagnies subventionnées et qui ont charge d'existences (chemins de fer, transports maritimes, etc.) d'agir de même.

3° Dans les villes, obligation par les propriétaires de ne mettre en location que des logements facilement accessibles, suffisamment spacieux, bien éclairés et bien aérés, pourvus d'eau, contenant une pièce spéciale pour la cuisine, laquelle sera bien ventilée. Primer les immeubles ouvriers qui répondront le mieux aux indications de l'hygiène. Fermer d'office, avec ou sans indemnité, les maisons ou les logements, noirs, incommodes et malsains, comme il en est tant dans les grands centres.

Nous ne nous abusons pas sur les difficultés que ce système, tout opportuniste qu'il soit, rencontrerait dans son application. Il est tellement, en tous pays, d'individualités ou de collectivités puissantes, intéressées à ce que les projets de ce genre restent à l'état de vœux platoniques ! Mais considéré *in globo,* nous le croyons plus apte que tout autre à entrer dans la pratique. Il ne heurterait — chez nous du moins — aucune coutume invétérée, aucune idée morale ou religieuse, aucun droit intangible. D'autre part, il tient compte des intérêts du Trésor et de ceux du pays pris dans leur ensemble.

Il représente une conciliation provisoire des mœurs et de l'hygiène, en attendant que, la propagande antialcoolique ayant suffisamment éclairé le peuple, le dernier mot reste aux hygiénistes.

TABLE DES MATIÈRES

CHAPITRE PREMIER

NOTIONS GÉNÉRALES

Pages.

§ I. — **Les Alcools.** — Histoire du mot alcool. — Définition
des alcools dits d'alimentation.   1

§ II. — **Les Boissons alcooliques** 5

Boissons fermentées. 6

     Bières, p. 6. — Vin, p. 15. — Cidre, p. 18.

Boissons distillées. 20

     Alcool de consommation, p. 20. — Eaux-de vie, p. 28.

Les impuretés des alcools et eaux-de-vie. Prophylaxie industrielle. 33

Liqueurs. 41

     Vins aromatisés, p. 41. — Liqueurs sucrées, p. 43. — Fruits
     à l'eau-de-vie, p. 43.

Apéritifs. 43

     Bitters et amers, p. 44. — Absinthe, p. 45.

CHAPITRE II

TOXICOLOGIE DES ALCOOLS, DES AROMES ET DES BOISSONS EN GÉNÉRAL

§ I. — **Intoxication aiguë.** 49

Alcool éthylique. 49

Alcools divers (méthylique et supérieurs). 63

Impuretés 64

     Furfurol, p. 64. — Aldéhyde, p. 65.

Alcools de consommation. 67

§ II. — **Intoxication chronique.** 71

§ III. — **Toxicologie des boissons alcooliques aromatisées et
des aromates.** 71

CHAPITRE III

PHYSIOLOGIE DE L'ALCOOL ET DES BOISSONS ALCOOLIQUES

§ I. — **Préambule** 76
    Boissons fermentées. 77
    Boissons distillées. 82
    L'alcool est-il un aliment ?. 83
§ II. — **Physiologie générale de l'alcool éthylique** 85
    A. Action générale de l'alcool sur les tissus vivants, p. 86.
    — B. Conditions qui font varier l'activité du toxique,
    p. 88.
§ III. — **Physiologie de l'intoxication aiguë** 94
    1° Voies digestives : *Estomac, intestin*, p. 98. — *Foie*,
    p. 98. — 2° Système circulatoire : *Sang*, p. 99. — *Cir-*
    culation, p. 101. — 3° Respiration, p. 102. — 4° Ex-
    crétion, p. 102. — 5° Échanges organiques, p. 103. —
    6° Système nerveux, p. 103.
§ IV. — **Appendice** 108

CHAPITRE IV

PATHOLOGIE

§ I. — **Généralités sur les lésions par intoxication alcoolique,** 112
    Anatomie pathologique. Tube digestif, p. 115. — Glandes
    annexes, Foie, p. 117. — Reins, p. 121. — Système cir-
    culatoire, p. 121. — Voies respiratoires, p. 122. —
    Système nerveux, p. 123. — Nerfs, p. 126.
§ II. — **Étude clinique de l'alcoolisme** 129
    Alcoolisme aigu. 131
    Alcoolisme chronique. *A.* — Comment se prépare l'al-
    coolisme chronique ? Étiologie 134
    B. — Comment se traduit l'alcoolisme chronique ?
    Symptomatologie : 1° Tube digestif, p. 138. — *Glandes*
    annexes: cirrhose hypertrophique, p. 142. — *Cirrhose*
    atrophique, cirrhose de Laënnec, p. 143.
    2° Système nerveux, p. 147. — *Troubles de la sensibi-*
    lité, p. 148. — *Troubles de la motilité*, p. 149. —
    Moelle et nerfs périphériques: a) Paralysie des mem-
    bres inférieurs, pseudo-tabes alcoolique, p. 150 ;
    b) Paralysie alcoolique généralisée, p. 152 ; *c)* Détermi-
    nations oculaires de l'alcoolisme, p. 153. — *Système*
    nerveux central, p. 157. — *Névroses*, p. 161.

3° Appareil circulatoire. 162
4° Appareil respiratoire. 163
5° Système génito-urinaire. 164
6° Nutrition et santé générale. — La fin des alcooliques. . 165
APPENDICE CLINIQUE (*variétés cliniques suivant l'agent toxique* 166
1° **Œnilisme** . . . .
2° **Absinthisme** 168
ALCOOLISME ET ABSINTHISME HÉRÉDITAIRES. 170
§ III. — **Thérapeutique.** 176
1° PHARMACEUTIQUE. 176
2° MORALE (générale et spéciale). 180

CHAPITRE V

DÉMOGRAPHIE DE LA CONSOMMATION

CHAPITRE VI

PROPHYLAXIE DE L'ALCOOLISME

§ I. — **Législation pénale.** 201
§ II. — **Législation civile** 204
§ III. — **Législation spéciale** 205
1° Surtaxes, p. 201. — 2° Dégrèvement des boissons fermentées, p. 206. — 3° Limitation du nombre des cabarets, p. 207. — 4° Suppression du privilège des bouilleurs de cru, p. 212. — 5° Monopole de l'État, p. 217. — 6° Systèmes français, p. 225. — 7° Monopole de Sociétés, a) *Système de Göteborg*, p. 226. — b) *Système de Bergen*, p. 229. — 8° Prohibition nationale ou locale (système américain), p. 230.
§ IV. — **Initiative privée** : a) Sociétés de tempérance et d'abstinence, p. 234. — b) Protection et éducation de l'enfance, p. 235. — c) Propagande dans l'armée, p. 237. — d) Amélioration des salaires, du logement et de la nourriture, p. 239. — e) Rôle du médecin, p. 241.
CONCLUSIONS. 244

CHARTRES. — IMPRIMERIE DURAND, RUE FULBERT.

ERRATA

Page	Ligne	Au lieu de :	Lisez :
7	28	série d'opérations suivantes	série d'opération suivante
13	21	qu'est très	qui est très
41	1	les marcs ne seront pas, plusieurs mois...	les marcs ne devront pas, comme il arrive trop souvent, être conservés au contact de l'air, plusieurs mois...
45	10	zeste 1/2 l Alcool 2 Eau o 5oo	zestes 2 Alcool 1/2 l Eau 5oo
74	au bas	leur procédé	son procédé
134	1	progressif	de cause extérieure
137	27	à l'occasion	au cours
139	9	peu abondants et répétés	peu abondants
140	10	avec le bisulfate	avec ce sel
150	14	qu'une observation attentive rend de plus en plus nombreux	— et une observation attentive multiple les cas de ce genre —
165	10	la vigueur se perd	la vigueur se perd-elle
166	16	repose sur	est établie par
167	1	Chez quelques buveurs, la tuberculose	Chez quelques buveurs, principalement chez les porteurs aux halles, les tonneliers..., la tuberculose
191	19	1888-89	1898-99
192	19-20	1894 » » 1895 » »	1894 » 133,6 1895 » 132,8
206	26	distillées	fermentées
207	12	sucrées	sacrées
212	22	et de 4,54	et à 4,54
213	6	le fait	le font
220	15	concerne	est représentée par la
233	3	prohibitionnistes	antiprohibitionnistes
248	2	par les propriétaires	pour les propriétaires

www.ingramcontent.com/pod-product-compliance
Lightning Source LLC
Chambersburg PA
CBHW070547200326
41519CB00012B/2144